舌こそ最強の臓器

ましきクリニック 院長
桂 文裕

かんき出版

快眠、若返り、長生き　あらゆる好循環を生む3つのストレッチ

はじめに

眠ってもまだ眠たい。

疲れやすい。

アレルギー症状がある。

顔や首のシワが気になる。姿勢が悪く肩こりが気になる。

口が乾いて口臭がある……。


といった悩みはありませんか？

いろいろな改善策を試しても解決せず、慢性化しているとしたら、その背景には意外な原因が隠れている可能性があります。

舌力《ぜつりょく》が衰えているせいかもしれないのです。

舌力とは、文字通り、舌の力のこと。驚かれるかもしれませんが、**カラダの不調の大半に舌力の低下が関係している**のです。

顔は鏡で毎日何度もチェックしていても、舌をじっくり観察している人はおそらく少数派でしょう。ですが、無自覚のうちに進行する舌力の低下は、決して侮れません。

私は、熊本県益城町《ましきまち》でクリニックを開業している耳鼻咽喉科《じびいんこうか》専門医です。大学病院勤務時代には舌がんの治療や手術を数多く行い、舌に関する専門的な論文も発表してきました。クリニック開業後も**毎日多くの患者さんの舌を見ており、その数は延べ数十万人**にもなります。

30年にわたり、舌と縁の深い人生を過ごしてきたため、舌を見るだけで一人ひとりの健康状態をある程度判断できるようになりました。

U字形でピンク色の舌の持ち主は健康で元気ですが、**舌の縁に歯型がついているのは舌の位置が下がる低位舌（落ち舌《ベロ》）、表面に白い苔（舌苔《ぜったい》）のようなものが分厚くついているのは抵抗力が弱っている可能性がある**などとわかってくるのです。

長年患者さんの舌を診《み》てきた「舌専門医」として、最近舌力の低下を痛感しています。とくに、のどの奥を眺めても、のどちんこ（口蓋垂《こうがいすい》）や扁桃腺《へんとうせん》が舌の奥に落ち込んでいて見えにくい状態。これは落ち舌であり、舌力が低下している重要なサインです。

呼吸は本来鼻でするものですが、**舌は鼻呼吸とも深く関わっています**。口呼吸や口がぽかんと開いた〝ぽかん口〟も、舌力の低下を示す典型的なサインなのです。

コロナ禍で**マスク生活が長く続いたせいで、いつの間にか口呼吸が習慣になった人が増えてきました**。それに加えて、うつむいてスマホを長時間見ていると、空気の通り道である気道が狭くなりやすく、舌が重力に負けて落ち舌となり、その重みでうっすらと口が開いたぽかん口が増加しているのです。

病、虚弱、アレルギー。あらゆる不調を引き起こす

舌力が衰えて落ち舌になり、その動きが悪くなるとどうなるのでしょうか？

舌の機能が低下すると、**「オーラルフレイル」**の誘因となります。

オーラルとは「口を使う」という意味であり、**「フレイル」とは「衰える」**という意味。オーラルフレイルは、口の機能の衰えを意味しており、**噛む（咀嚼《そしゃく》）、飲み込む（嚥下《えんげ》）に何らかの障害が起こるリスクが高くなります**。

次のような自覚症状があると、オーラルフレイルが始まっている可能性があります。

・食べこぼしがある
・噛みにくい食べものが増えてきた
・わずかでもむせ返りがある
・誤って舌や頬の内側を噛むことがある
・滑舌《かつぜつ》が悪くなった

オーラルフレイルを放置すると、食べものも飲みものもうまく体内に取り込めなくなり、カロリーや栄養が不足し、高齢者では**誤嚥性肺炎《ごえんせいはいえん》**（食べかす、唾液《だえき》、口腔内の細菌といった本来入ってはいけないものが気管に流れ込み、その先の肺で炎症が生じるもの。高齢者の死因の上位に挙がる）の誘因となります。話すこと（発話）も不明瞭になり、コミュニケーションも取りにくくなるでしょう。

ぽかん口で口呼吸だと、鼻呼吸では排除されるホコリ、ウイルスや細菌などが口から体内へ侵入。それらはアレルギーや感染症を引き起こすきっかけとなります。舌力低下や落ち舌は睡眠中のいびきや睡眠時無呼吸症候群（ＳＡＳ）の引き金にもなり、動脈硬化による心臓病や脳卒中のリスクを高めてしまいます。

加えて、舌は全身の筋肉や骨格とも密接にリンクしているため、**舌力が低下するとドミノ倒しのように歪みが波及し、不良姿勢、頭痛、肩こり、腰痛などが起こります。**

この他、舌力の低下はあらゆる病気を引き起こす誘因になり得ます。私は、カラダの不調のほとんどに舌力低下が何らかの形で関わっていると考えています。

さて、いまこの瞬間、あなたの舌はどこにありますか？

舌全体が上アゴにベッタリついている人は舌力が十分。健全な状態です。一方、舌先が少し上アゴに触れるくらいか、もしくは口がぽかんと開き、舌が口のどこにも触れていない人は、舌力が低下しており、落ち舌になっています。

次ページに**「舌の健康度セルフチェック」**を載せました。

【舌の健康度】セルフチェック

動画はこちら▶

ポッピング、タングトリル、リップロール、パタカラ発声のみ収録

これらができたら健康な舌です。
一方、全部満たせないとしたら、舌力低下と落ち舌が疑われます。

- ☑ 上アゴに、舌全体がベッタリついている
- ☑ 口を開けて「アー」と言ったとき、のどちんこが見える
- ☑ ポッピング（舌全体を上アゴに吸いつけ、口を大きく開けポンッと鳴らす）ができる

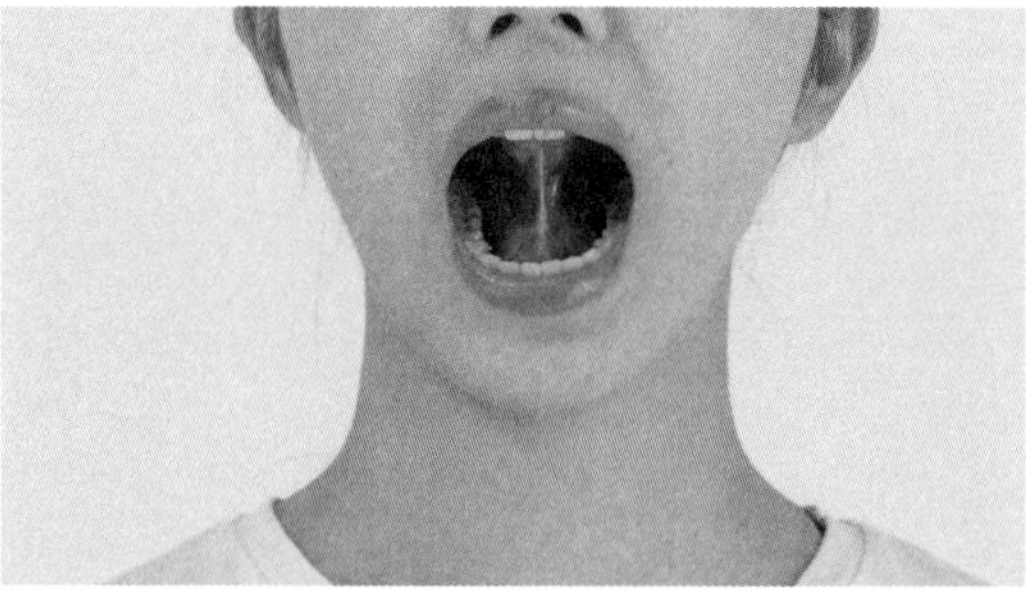

☑ タングトリル（舌を上アゴに置き、
プルルルルッと舌先を高速で振動させて
発声する）ができる

☑ リップロール（プルプルプルプルッと
唇を閉じたアヒルロで唇を震わせて
発声する）ができる

☑ パタカラ発声（パパパパパッ、
タタタタタッ、カカカカカッ、
ラララララッと３秒間で各15回、
スタッカートで発声する）ができる

なぜ現代人の舌力は衰え、落ち舌になるのか

舌力低下の理由の一つは、食生活の劇的な変化です。柔らかすぎるインスタント食品やファストフードなどを食べる機会が増えた結果、**しっかり噛んで飲み込むチャンスが激減**して、噛むための筋肉と舌を使う必要がなくなってきたのです。

最近、断食ダイエットや、長めの空腹時間をつくる健康法がブームになっていますが、私はそうした風潮にも少なからず危機感を抱いています。生命の根幹である「食べる」行為を軽視していると、咀嚼や嚥下といった大切な舌の機能が衰えて健康を損なう恐れがあるからです。

また、身の周りの変化もあります。長時間悪い姿勢で座り続けて、**パソコンやスマホやタブレット**を見ていると、舌は重力に負けて下アゴとともに奥へ落ち込んで落ち舌となり、舌力も低下します。

舌は発話にも関わりますから、通信手段が電話から**SNS**に移り、「話す」機会が減ったことも、舌力の低下に直結しています。コロナ禍では対面で話す機会も大幅に

減って、イベントや集まりでも大きな声を出せない日々が続きました。

ある歯科医との出会いから生まれた「舌ストレッチ」

舌力低下の広がりを目の当たりにしていたとはいえ、そのような患者さんに対して、アレルギーがひどければ薬を処方する、いびきがあれば横向き寝を指導するといった対症療法しかできず、自らの無力さに苛まれる日々を送っていました。

しかし、ある尊敬できる歯科の先生と出会い、私の世界観はガラリと変わりました。その先生は、子どもの歯の矯正治療を、特別な器具を使わずに行っていました。歯並びを全身の問題と捉え、日頃の姿勢やクセを修正しながら舌を鍛えて、歯並びを少しずつ良くしていくという方法を取られていたのです。

私が驚いたのは、その矯正法を続けていくうちに、舌の位置や噛み合わせが変わるだけではなく、**感染症、アトピー、発達障害といった症状までも改善するケースが数**

多く見られたことでした。

舌を鍛えることは、子どもだけではなく、大人にも通じる健康法であると直感し、その矯正法を舌専門医の立場からアレンジして、患者さんに試してみました。すると、多くの患者さんに**アレルギーやいびきといった全身症状の緩和**が見受けられたのです。

そのエッセンスが、本書で紹介している**「舌ストレッチ」。舌を「ほぐす、もむ、のばす、まわす」という、誰にでもできるカンタンなストレッチ**です。

舌ストレッチの狙いは、大きく次の2つです。

❶落ち舌を改善させ、鼻呼吸を習慣化する
❷舌の可動域を広げ、舌力を上げる

「舌ストレッチ」は早くて7日間、遅くとも1カ月間、毎日行うことで効果が現れてきます。舌は血流が多く、新陳代謝のスピードも速いため、変化が出やすいのです。

舌の動きが良くなり、血色が良くなったら、舌ストレッチが効いてきた証拠。なかには、舌についていた歯型が消えたり、腫れぼったい舌がシャープな形になったりする人もいます。

舌ストレッチをさらに続けた際に、実感できる効果を本章末に一覧にしました。うれしい変化は**アンチエイジングや美容効果にも及びます。なぜなら、舌とともに表情筋なども鍛えられて、顔面の血液やリンパの流れが良くなる**ためです。

舌が、人生100年時代を楽しく健やかに彩る

人生100年時代と言われるようになった現代では、自立して生活できる健康寿命を延ばすためにも、運動や食事と同じくらい舌力アップが重要だと私は信じています。

舌力は、咀嚼力や嚥下力や発声・発音を向上させ、**「食べる」「飲む」「話す」**といった生きることのベースを維持するために多大な効果を発揮します。

健やかな日々のベースとなる呼吸や睡眠も、舌力が高まるほど質が上がります。脳が活性化し、姿勢や身体のバランスも整います。内臓の働きが活発になり、免疫力も上がります。WHO（世界保健機構）において真の健康とは「単に病気でない状態ではなく、肉体的、精神的、社会的にすべてが良好な状態」とされています。脳活や腸

活などカラダの一部を鍛えただけでは真の健康を手に入れることはできません。

カラダの中にある器官のことを臓器といいます。一般的には心臓や肺のような内臓を指しますが、カラダの入り口にある舌も筋肉でありながら消化器、感覚器としての機能をもつ、**れっきとした臓器**です。

真の健康を手に入れるために、今こそ目を向けるべき臓器は舌です。

舌ほどカラダのさまざまな臓器と関係が深く、それらの機能を向上させることができる臓器はありません。つまり**舌こそが最強の臓器**であるといえます。しかも舌はカラダでいちばんよく動く筋肉であり、自分の意思で動かすことができる、唯一の臓器です。

重さ**300g程度の小さな筋肉**ですが、まさに**「小さな巨人」**。私たちの未来を明るく前向きに変えてくれる、大いなる可能性を秘めています。

舌は、他の筋肉と同じように、「ストレッチ」で何歳からでもカンタンに鍛えることができます。健康でアクティブな毎日を楽しむために、今日からまずは舌に目を向けて、意識して舌を動かすことから始めてみてください！

舌ストレッチに期待できる主な効果

口内環境が良くなる	唾液の分泌が増え、虫歯や歯周病を防ぐ 口臭が消える
呼吸が良くなる	鼻呼吸となり風邪をひきにくくなる アレルギーが改善する
眠りが良くなる	いびきが軽減する グッスリ眠れる
脳の血流が良くなる	脳が活性化し、自律神経も整う 認知症予防にもつながる
噛み合わせが良くなる	食いしばりや頭痛から解放される 歯並びが良くなる
姿勢が良くなる	カラダの歪み、痛みが緩和する 内臓の働きが良くなる
のどぼとけ（甲状軟骨）が引き上げられ、首のシワ、二重アゴなどが緩和する	
顔のシミ、シワ、クマなどが気にならなくなる	
ほうれい線、マリオネットライン*などが薄くなり、フェイスラインがすっきりする	

＊口周りの筋肉の衰えによってできるライン

第1章

味わうだけではない、舌の知られざるパワー

第2章 舌力が低下する6つの理由

第3章

超カンタン！毎日できる舌ストレッチ

第4章

唾液の持つすごい力

第5章

舌で鼻呼吸を身につける

第6章

舌で神経も休まる眠り

第7章

舌を動かすだけで若返る！

監修　未来歯科　院長　川邉研次

編集協力　井上健二
ブックデザイン　鈴木大輔・江崎輝海（ソウルデザイン）
DTP　オフィスサイ
イラスト　中村知史
撮影　森　賢一
企画協力　ブックオリティ

第1章

味わうだけではない、舌の知られざるパワー

舌は口ほどにものをいう。舌はカラダの不調を教えてくれます

カラダをつくっている細胞は、つねに新陳代謝で入れ替わっています。なかでも、**舌の細胞は新陳代謝が極めて速いのが特徴で、3〜7日で粘膜が入れ替わります**。だからこそ、1秒たりとも歩みを止めないカラダのコンディションを、舌の状態はリアルタイムに反映しているのです。

中医学では**「舌は内臓の鏡」**といわれるように、舌を見れば、その人のカラダの状態もある程度判断できます。舌を毎日見てチェックし、内臓や体調の変化に気づくことが健康維持の秘訣と言えます（26ページ）。「舌は口ほどにものをいう」のです。

正常な舌には、左ページに挙げたような特徴があります。ピンク色から淡紅色で適度な湿り気があり、白い舌苔が薄く表面を覆っています。

舌を見るときは、口を大きく開けて、舌の力を抜いた状態で大きく出して観察します。飲食は舌苔の色や量に関係しますから、食後は避けるようにしてください。

正常な舌の特徴

- ☑ 歯列に沿った滑らかなU字形のピンク色である。
- ☑ 舌全体を上アゴにベッタリつけられる。
- ☑ 表面にうっすらと白い舌苔がつき、舌表面が透けて見える。
- ☑ 適度に湿り気がある。
- ☑ 「アー」という声を出したときに、真ん中が少し凹んだ状態になる。

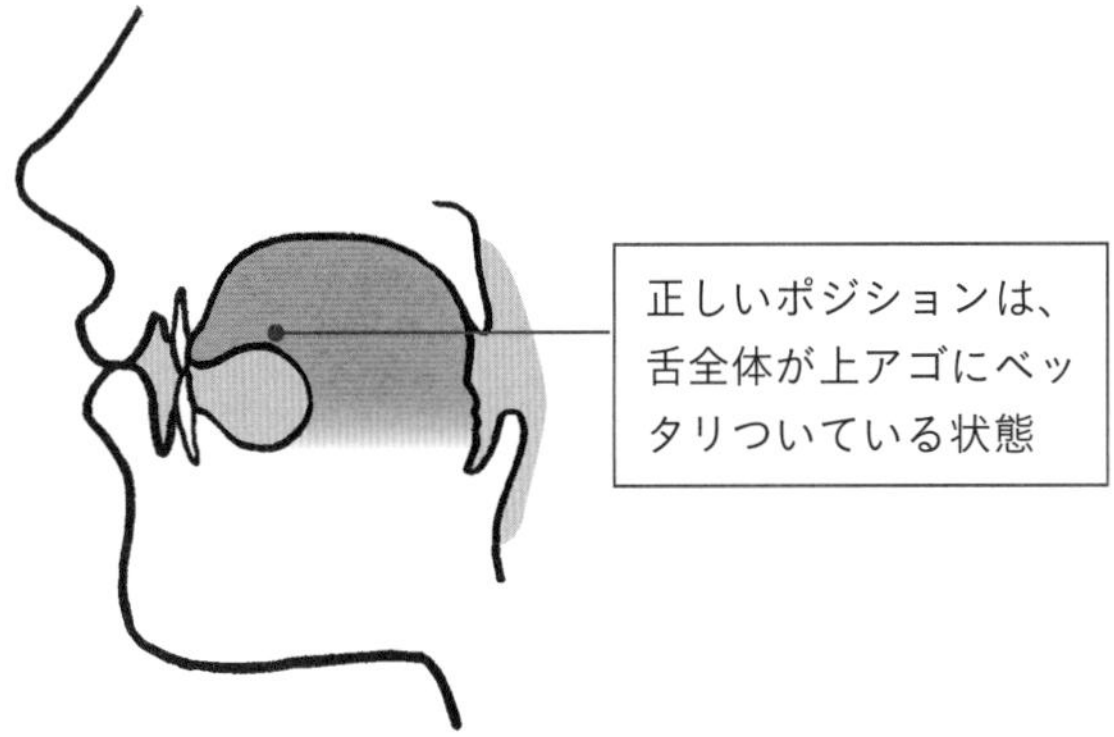
正しいポジションは、舌全体が上アゴにベッタリついている状態

カラダの不調も舌の状態でわかる

全体の色	
赤	**発熱などの炎症がある、水分不足**
淡く白っぽい	**栄養不足、体力低下**
紫	**血行不良、冷え、血中の酸素不足**

表面の状態	
舌苔が厚い	**胃腸弱、初期の風邪、疲れ**
舌苔がところどころ剥がれて地図状	**胃腸弱が慢性化、免疫力が低下**
割れて溝がある、やせて薄い	**水分不足、栄養不足**
腫れぼったい、歯型がついている	**水分代謝が悪い、むくみ、落ち舌**

裏の状態	
舌下静脈（直視できる唯一の血管）が太く膨れ上がる	**生活習慣病の恐れ**

舌の表面を保護する舌苔

ここで改めて舌のつくりをチェックしてみましょう。

アカンベーをするように（物理学者アインシュタインの有名な写真を思い出して！）、舌を大きく出してみてください。

舌の奥には、「分界溝《ぶんかいこう》」というV字形の溝が見えます。

そこから先を「舌体《ぜったい》」、後方を「舌根《ぜっこん》」と呼びます。舌体が全体の3分の2、舌根が残りの3分の1を占めています。また、舌の先端を「舌尖《ぜっせん》」、縁を「舌縁《ぜつえん》」といいます。

舌の表面には、**「舌乳頭《ぜつにゅうとう》」**と呼ばれる無数の小さな突起があります。

そこには、花のつぼみ状の突起が並んでいます。これが味覚を感じる**「味蕾《みらい》」**。味蕾には、味を感じるセンサー役となる「味細胞《みさいぼう》」が20〜30個入っています。成人では、舌全体でおよそ1万個の味蕾があります。

舌乳頭には、おもに次の4種類があります。

糸状《しじょう》乳頭：舌体全体に広がる白い点。もっとも数は多いのですが、味蕾はありません。舌をザラザラにして食べものを舐め取りやすくし、舌の感覚を鋭くします。
茸状《じじょう》乳頭：糸状乳頭の間に点在する赤い点。先端がキノコ状に丸くなっています。
有郭《ゆうかく》乳頭：奥の分界溝に沿って逆V字形に並びます。舌乳頭でもっとも大きく、大きさに個人差があり、大きすぎると「舌がんではないか？」と心配される方がいます。
葉状《ようじょう》乳頭：舌縁でヒダ状になっています。爬虫類やげっ歯類では発達していますが、ヒトでは退化しています。

鏡でよく見てみると、この**舌乳頭の間に、**

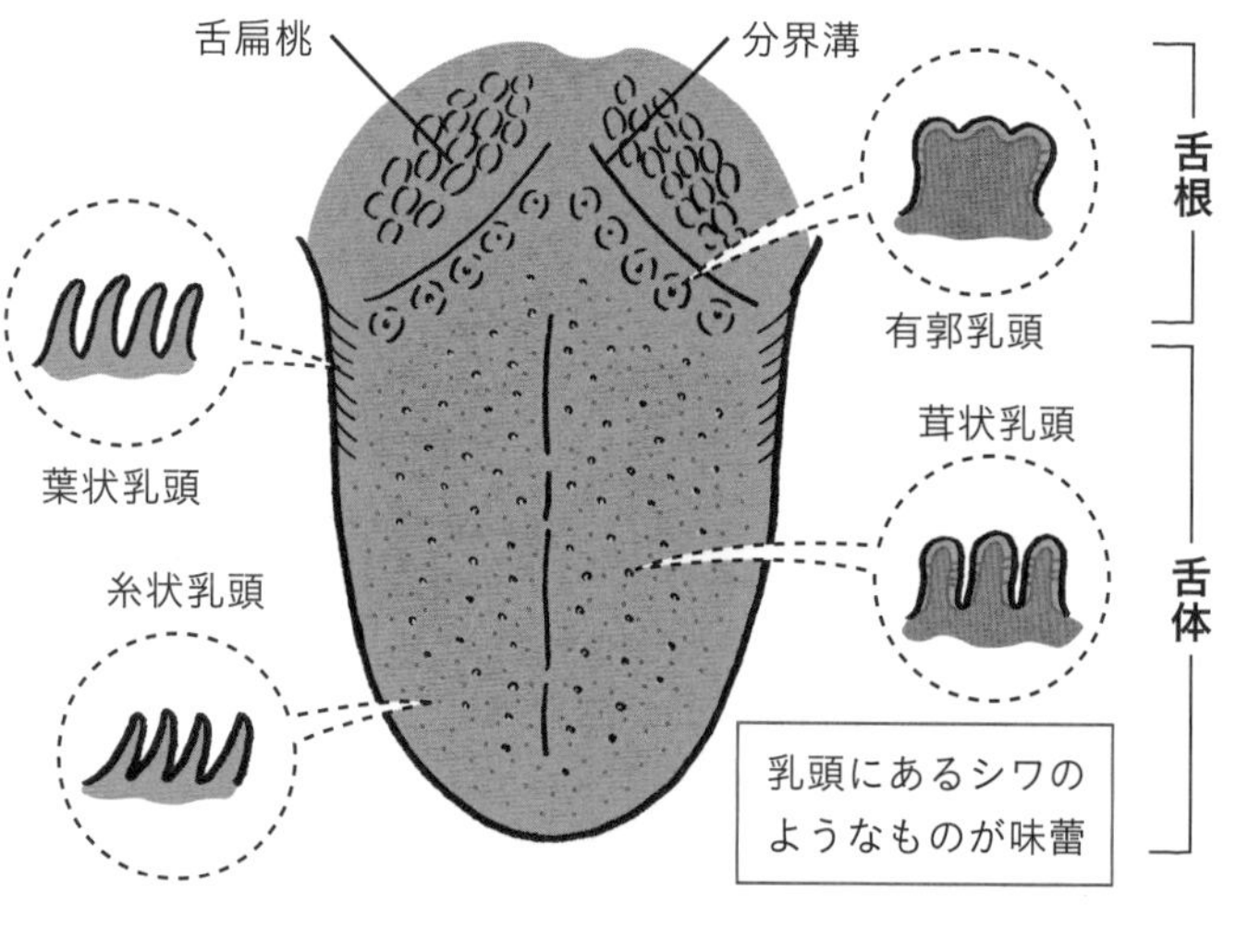

苔のように見える白い部分があります。

　これは、食べかす、口の粘膜の細胞が剥《は》がれ落ちたもの、唾液《だえき》成分、白血球、細菌などが溜まったもの。これが**舌苔の正体**です。

　舌苔は、舌の奥で分界溝の手前あたりにつきやすいのが特徴。唾液で洗い流されにくく、舌が動いても上アゴとの接触が少ないため、舌苔が溜まりやすくなるのです。

　舌苔は誰にでもあり、舌の表面を保護する働きがあります。ただし、**溜まりすぎると口臭の原因になったり、舌苔の細菌が誤嚥性肺炎の引き金となったりする**こともあります。

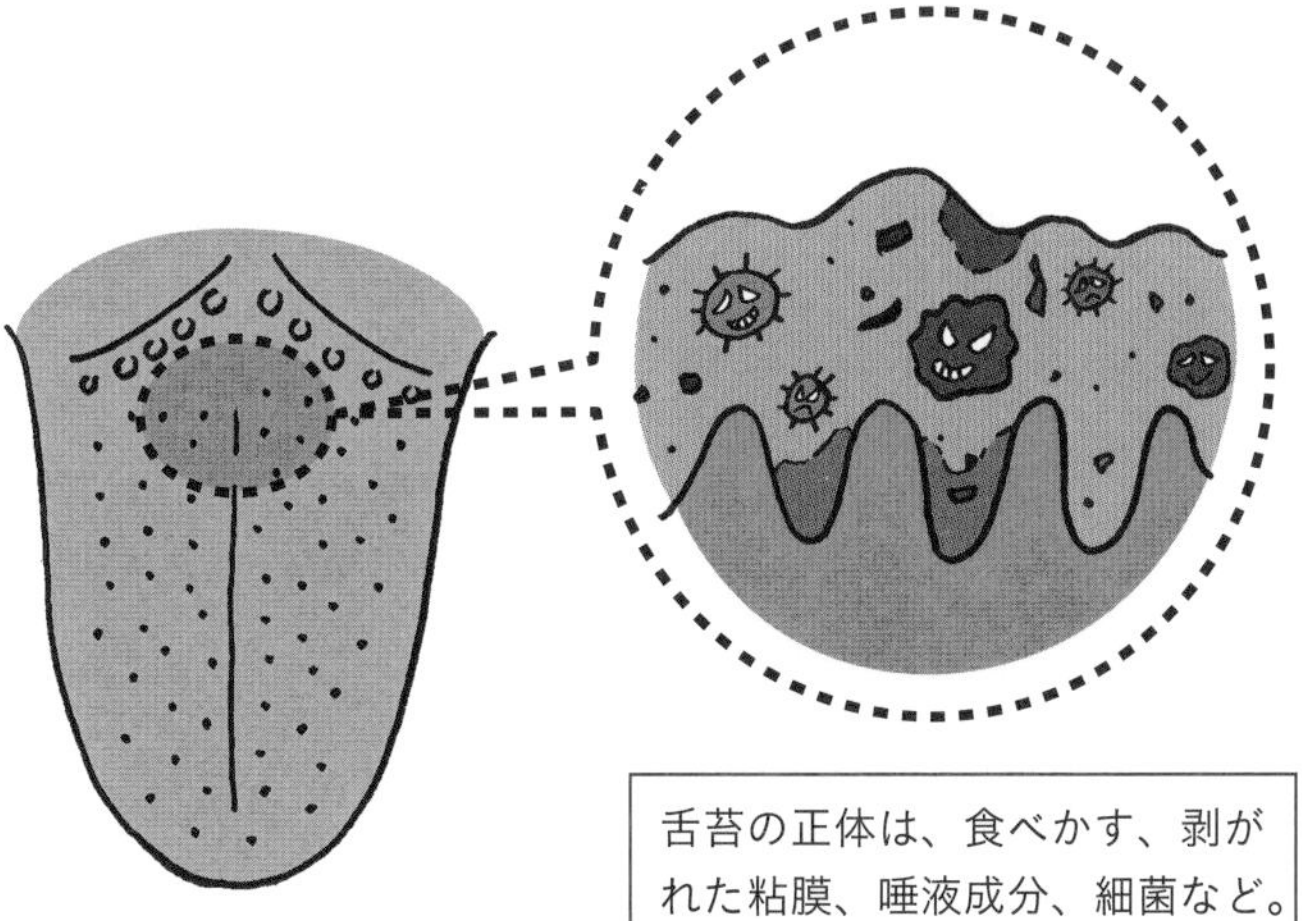

舌苔の正体は、食べかす、剥がれた粘膜、唾液成分、細菌など。分界溝の手前につきやすい

薄く白い舌苔は正常で健康な証拠。それでも気になるときは、舌ブラシで軽く１日１回程度ブラッシングしましょう。激しいブラッシングで舌苔を取りすぎないように気をつけてください。

口先で相手をうまくあしらうことを「舌先三寸」といいます。三寸は約９㎝ですが、実際の舌の長さ（口から出せる長さ）は日本人平均で７㎝弱。見えない舌根のほうが大きいため、重さは成人で平均３００ｇ前後と意外に重たい筋肉の塊。これはスマートフォン２台分です。

舌の筋肉（舌筋《ぜっきん》）は、腕や脚の筋肉（骨格筋）と同じタイプ（横紋筋）であり、大きく分けて内舌筋《ないぜっきん》と外舌筋《がいぜっきん》があります。言うまでもなく、牛タンは牛の舌です。内舌筋も外舌筋も、舌下神経がコントロールして動かしています。

内舌筋は、舌の形を変える筋肉。**舌筋は全身の筋肉のなかで唯一、形を自由自在に変えることができます**。

外舌筋は舌周囲にあり、舌の位置を変えている筋肉。舌を舌骨《ぜっこつ》や下顎骨《かがくこつ》、側頭骨とつないでいます。

外舌筋

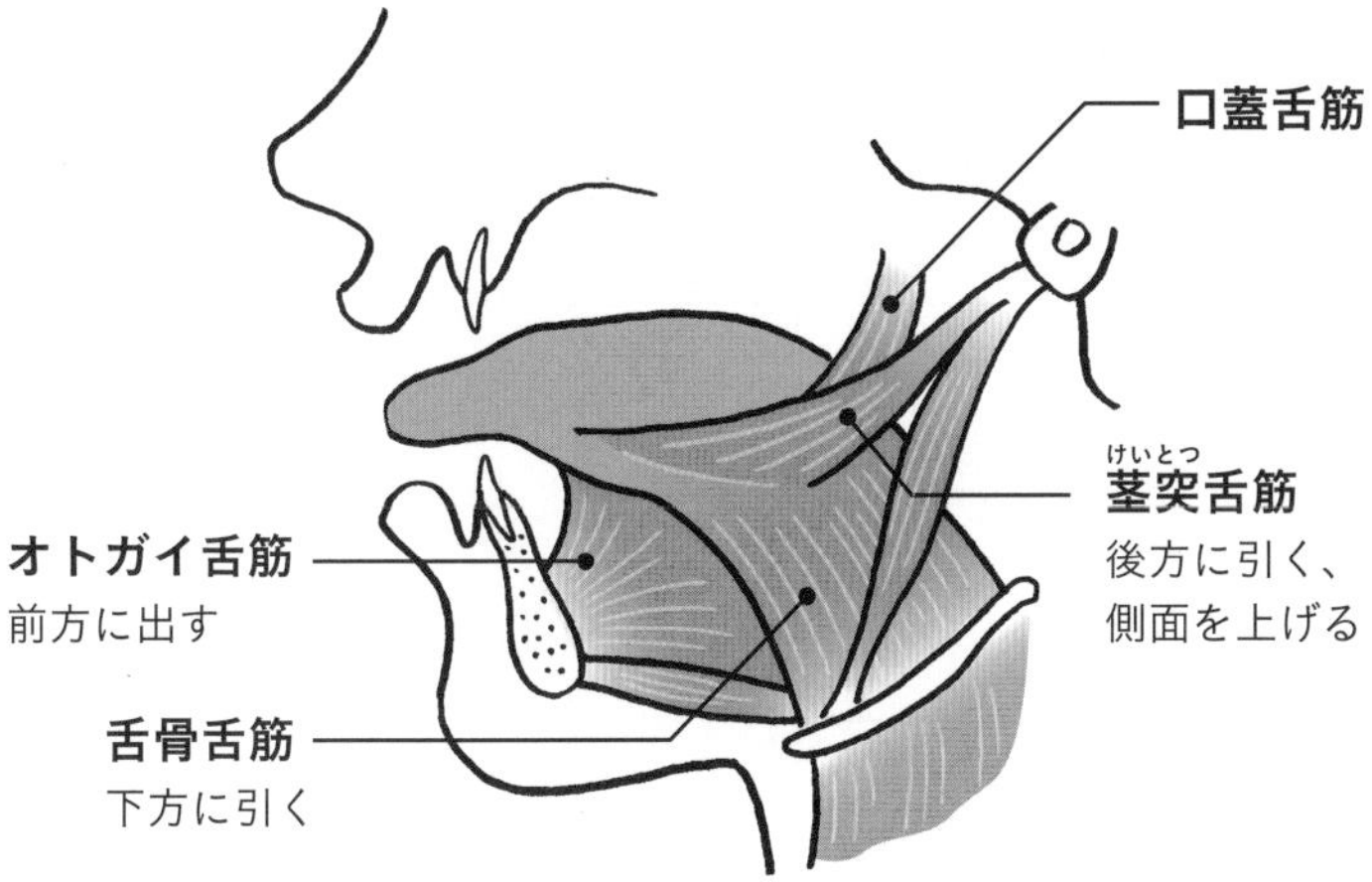
口蓋舌筋
茎突《けいとつ》舌筋
後方に引く、
側面を上げる
オトガイ舌筋
前方に出す
舌骨舌筋
下方に引く

内舌筋

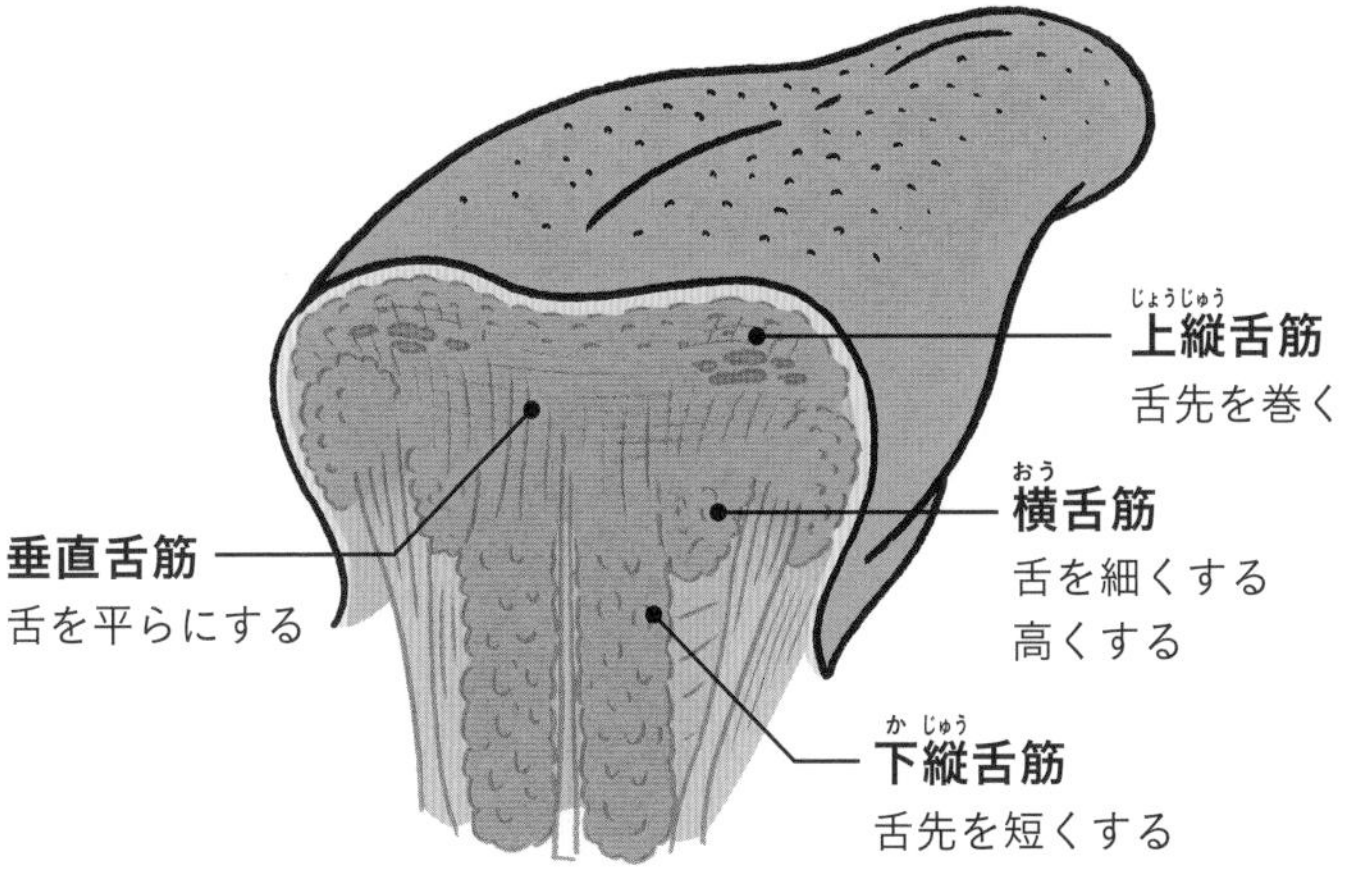
上縦《じょうじゅう》舌筋
舌先を巻く
横《おう》舌筋
舌を細くする
高くする
垂直舌筋
舌を平らにする
下縦《かじゅう》舌筋
舌先を短くする

舌がもつ5つの役割

舌のつくりを頭に入れたところで、舌にはどんな役割があるかを考えてみましょう。

舌には大きく次の5つの役割があります。

役割1　味覚～食べものを味わい、必要な栄養素を見分ける

舌でもっとも知られているのは、味覚機能でしょう。

味蕾に備わった味細胞には、いくつかのタイプがあり、それぞれが特定の味わいに反応しながら、その刺激を脳に伝えています。

人間が感じる味覚は、塩味、甘味、苦味、酸味、うま味という5つ。それぞれに対応する味細胞が存在しています。

味覚には、次のような働きがあります。

塩味：カラダに欠かせない必須ミネラルのナトリウムを見分ける。

甘味：基本的なエネルギー源となる糖質を見分ける。
苦味：口にするのが危険な毒物などを察知する。
酸味：腐った食べものを見分ける。
うま味：アミノ酸を探知する。日本人が発見した味覚であり、日本食（和食）の美味しさの秘訣とも言われている。カツオ節に含まれるイノシン酸、昆布に含まれるグルタミン酸、干し椎茸に含まれるグアニル酸などがある。

また、脂質に反応する味細胞も発見されています。

役割2 咀嚼嚥下〜食べものを味わい、噛んでつぶして丸めて飲み込む

舌は食べものの味を感じるだけではなく、並行して行われる咀嚼と嚥下にとっても重要な働きを担っています。

舌は歯で噛みつぶした食べものを、口のなかで唾液と絡めて丸め、飲み込みやすい塊にして食道へと送り込んでいます。餅つきに例えるなら、口のなかが「臼」、噛み砕く歯が「杵」、咀嚼筋が「杵のつき手」、唾液が「打ち水」、そして舌は「こね手」

になります。食べものは自ら、前歯と奥歯を自在に移動できるわけではありません。この移動を助けているのが舌。最終的には、上アゴを「のし板」（そば打ちなどで使うまな板のような調理器具です）のように使いながら、そば粉を両手で丸めるように、舌が**飲み込みやすい形に丸め、上アゴ全体に圧力をかけて食道へ押し出しています**。

舌力が低下すると、餅つき名人のような歯と舌の共同作業が崩れてしまい、噛む→つぶす→丸める→飲み込むという一連の動きに支障が出るようになり、むせてしまうこともあります。

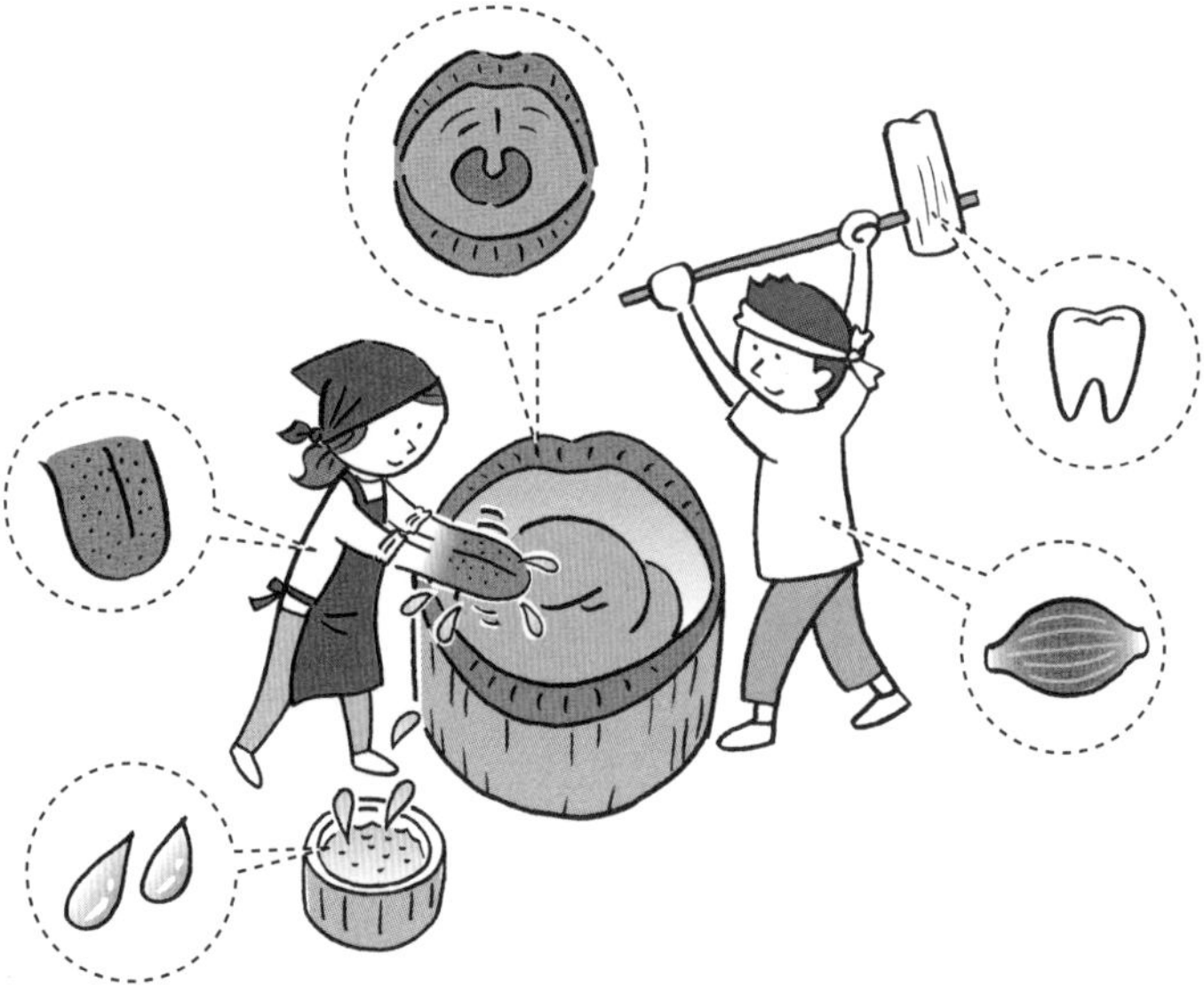

役割3　構音（発音）～話す

言葉や歌などの音をつくることを、専門的には構音《こうおん》（発音）といいます。

この構音にも、舌は大きく関わっています。

言葉を話すとき、私たちは肺から息を吐いて、のどの声帯を震わせています。そして舌や口の形を変えながら、思い通りの音につくり変えているのです。

たとえば、「ア・イ・ウ・エ・オ」は口と舌の形を変えることにより、「ラ・リ・ル・レ・ロ」は舌が上アゴに触れることにより、それぞれ発音されているのです。**舌力が低下すると呂律《ろれつ》が回らなくなったり、声が枯れて老け声になったりします。**

役割4　姿勢維持～カラダのバランスをととのえる

下アゴは、頭蓋骨と一体化しているわけではなく、筋肉や靭帯《じんたい》によって頭蓋骨にぶら下がっています。重さは約1kgです。

頭蓋骨と下アゴの接点は、顎関節《がくかんせつ》（耳の前方にあります）。頭蓋骨の側面にあるくぼみに、下アゴの骨の突き出た部分（下顎頭《かがくとう》）がはまり込むようなつくりになっています。

下アゴは、口を開閉して食べものを噛むときに働いているだけではなく、重い頭（体重の約10％。体重60kgなら６kg）とのバランスを取る振り子のような役目があり、舌はその調整役をしています。ブランコ（下アゴ）に、子ども（舌）が乗っているイメージです。

舌力が低下すると、頭蓋骨と下アゴとのバランスが崩れ、姿勢の歪みや筋肉の凝り、痛みといった全身の不具合が起こります。

役割5 鼻呼吸〜口を閉じて鼻呼吸を促す

意外に思われるかもしれませんが、**舌は鼻呼吸とも深く関わっています。**

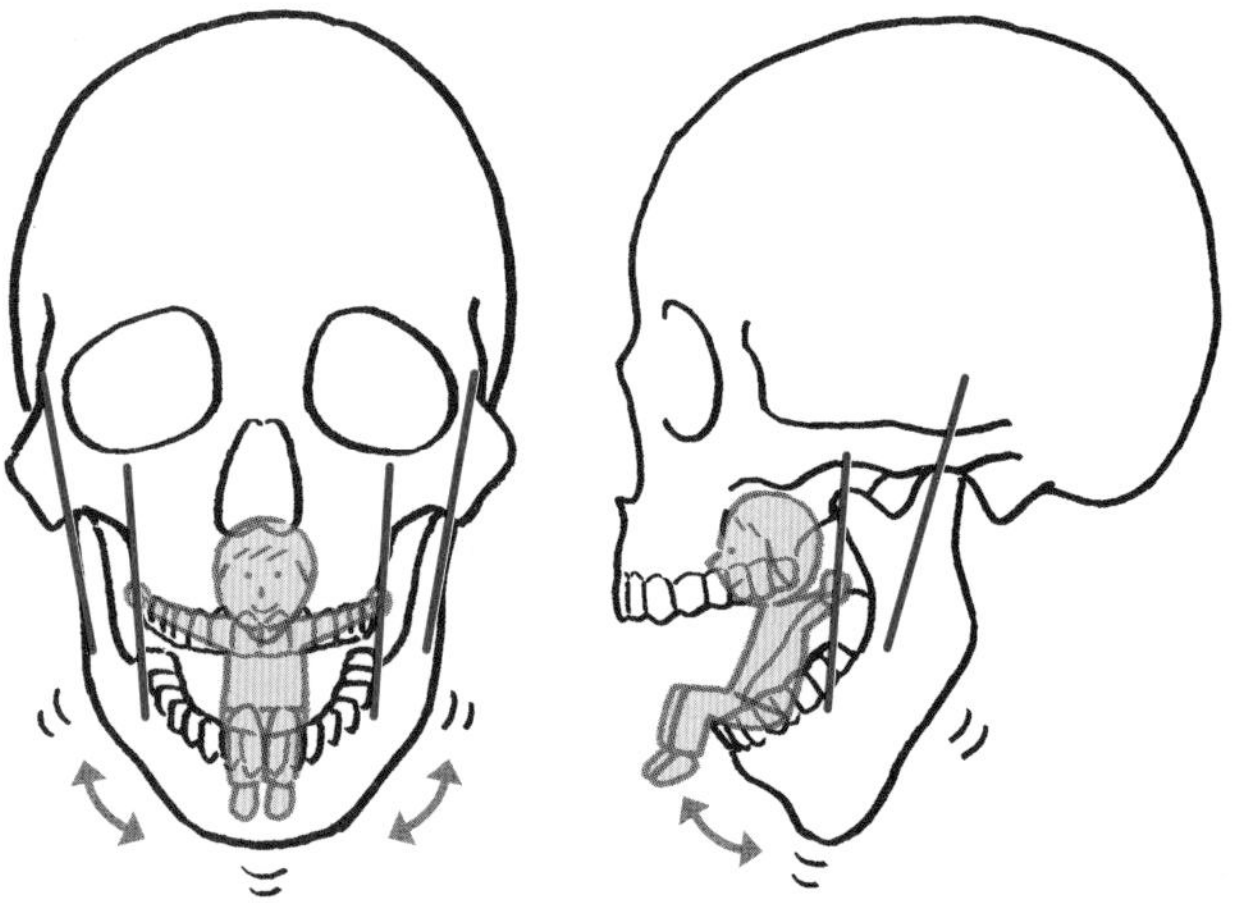

下アゴと舌は頭の傾きに合わせて、バランスをとるように動く

舌には、口呼吸をしないように、口にフタをして鼻呼吸を促す作用があります。試してみてください。**舌全体を上アゴにつけると鼻呼吸しかできなくなるはずです。**呼吸は元来鼻でするもの。舌力が低下すると口呼吸が習慣化し、ハアハアと浅い呼吸となり、細胞への酸素の供給量が減少します。脳が酸欠になると集中力が低下し、筋肉が酸欠になると疲労や運動時の息切れなどが起こりやすくなります。舌を上アゴにベッタリつけて、鼻から静かに深く吸い、ゆっくり吐き出すことが大切です。

舌は全身と筋膜でつながっています

中医学では、全身を貫いている見えないエネルギーの流れがあると考えられています。これが「経絡《けいらく》」。全部で12本の正常な「正経」と、8本の正常ではない「奇経」があるとされています。いわゆる「ツボ」は、経絡上にあります。

経絡の有無は脇に置くとして、人間のカラダは単なるパーツの集まりではなく、頭からつま先まで連動して機能しているのは確かです。たとえば、手の「合谷《ごうこく》」というツボを押さえたり、足裏をマッサージしたりすると、他の部位のこりや不快感が取れる経験は多くの方がしているでしょう。

全身には600を超える筋肉がありますが、この筋肉にも連動する流れがあることがわかってきました。

筋肉を連動させるうえで重要なのは、**筋膜**。

筋膜とは、狭い意味では、筋肉を包んでいる薄い膜（ソーセージの皮を想像するとわかりやすいですね）ですが、広い意味では筋肉以外の組織も包んでおり、骨や筋肉に次ぐ「**第2の骨格**」とも呼ばれています。

全身の筋肉は、筋膜を介して連動しており、まるで経絡のように何本もの関連性の高いラインをつくり出しています。これを、アメリカのトーマス・W・マイヤース氏が**「アナトミートレイン（筋筋膜経線）」**と名付けたことから、世界的に広く受け入れられるようになってきました。

マイヤース氏のアナトミートレイン*も全部で12本。奇しくも経絡と同じ数です。

このうち舌まわりの筋肉（舌骨上筋群、舌骨下筋群）は、アナトミートレインのうちの**ディープ・フロント・ライン**（DFL）というつながりのスタートに位置します。

ディープ・フロント・ラインはカラダの正面の深いところを走り、**舌骨↓肋骨《ろっこつ》内部↓背骨↓骨盤↓太腿内側↓ひざの裏↓踵《かかと》まで、筋膜でつながっています。**

ディープ・フロント・ライン（DFL）のつながり

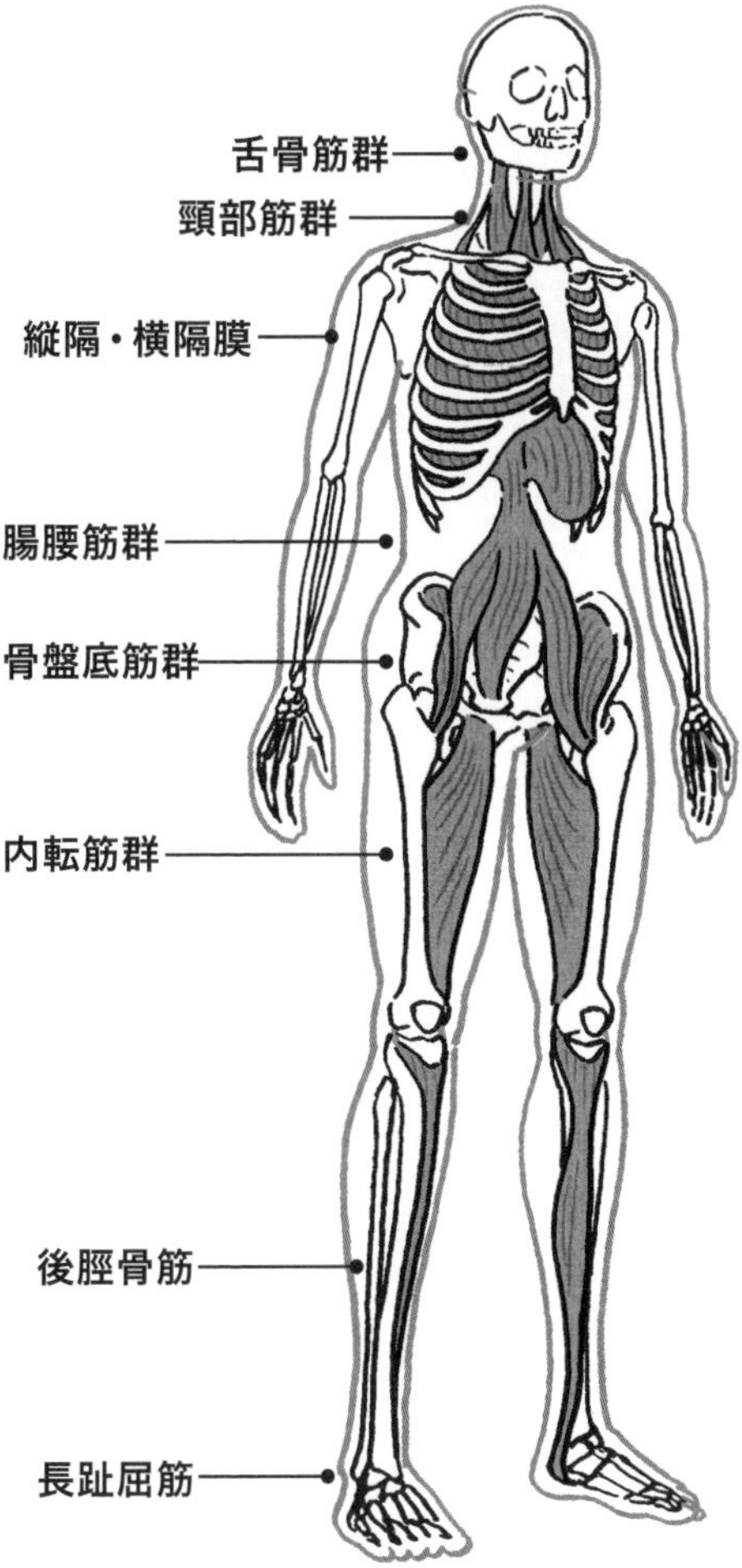

これはおもに、姿勢の保持、呼吸リズム、自律神経のバランスなどに深く関わっています。

舌力が低下すると、その悪影響はディープ・フロント・ラインを介して全身へと波及してしまいます。各部は筋膜でつながっているため、カラダに歪みが生じ、呼吸や姿勢の悪化、腰痛など、あちらこちらに不具合が出てくるのです。

＊舌骨とは、下アゴとのどの間にある弓状の軟骨。舌を支持しており、どの骨とも隣り合わない宙に浮く唯一の存在。魚類のエラを支える弓状の骨である鰓弓《さいきゅう》構造に由来しています。
舌骨にはＤＦＬのスタートとなる舌骨上筋群や舌骨下筋群が付着しており開口や嚥下に深く関与しています。

第2章

舌力が低下する6つの理由

理由1 噛まない食生活

英語には、「Use it or lose it」という決まり文句があります。日本語にすると、「使わないとダメになる」といったところでしょうか。

カラダの組織や機能も、まさに「使わないとダメになる」。なかでも、使わないと衰えやすいのは、筋肉です。

舌は筋肉でできている組織なので、「使わないとダメになる」の大原則が当てはまります。歩かなくなると足の筋肉が弱って歩けなくなるのと同様に、**舌をあまり使わない生活をしていると、いつの間にか舌力は低下する**のです。

使う機会が減り、**舌力が低下する大きな理由は、食生活の変化**。

噛まずに飲み込める食事が増えてきたのです。

タイパ重視というのでしょうか。「時は金なり」で時間に追われている現代人は、食事も短時間で済ませたがる傾向にありますから、噛まずに飲み込めるような食事を好みます。

電子レンジでチンして食べるレトルト食品、ハンバーガーや牛丼、立ち食いのそばやうどんなどのファストフード（元来はファスト＝迅速に提供される食事という意味ですが、同時に迅速にとれる食事でもあります）は、どれも柔らかく調理されており、あまり噛まなくてもカンタンに飲み込めてしまいます。

若い世代には、カレーライスや麻婆豆腐を、冗談混じりに「飲みもの」と表現する人もいます。私からすると、食べものを飲みもののように扱うなんて、とんでもない話。昔は、牛乳のような飲みものも「よく噛んで飲みなさい！」と親から躾られたものです。

このような食生活のドラスティックな変化により、舌を使って「**噛んでよくつぶし、深く味わってから丸めて飲み込む**」機会が明らかに減っています。「噛まずに軽くつぶし、味わう間もなく丸飲み」の習慣がついてしまうと、舌力低下は必至です。

日本の歴史をさかのぼって各時代に食べられていた食事を再現し、改めてそれを食べて咀嚼《そしゃく》回数をカウントしたところ、硬い食べものばかりだった弥生時代（卑弥呼《ひみこ》の時代）には1日に4000回近かった咀嚼の回数は、昭和初期（戦前）には1420回となり、現代では卑弥呼時代の6分の1以下の1日620回にまで減っているそうです。食事時間は、卑弥呼時代が51分だったのに、現代では11分となっています［出典：齋藤滋、柳沢幸江『料理別咀嚼回数ガイド』（風人社、1995年）］。

食事の咀嚼回数はひと口あたり30回以上、30秒以上かけるのが理想。卑弥呼時代のような、よく噛む食生活を取り戻すために、「8020推進財団」では咀嚼の8つの効能の頭文字を取り、子どもたちに向けて**「ひみこの歯がいーぜ」**という標語を掲げています。

この標語は、大人にも当てはまります。そして私は、そのいずれにも咀嚼による舌力アップが関わっており、オーラルフレイルの予防につながると考えています。

咀嚼と肥満の関係については、厚生労働省『平成21年国民健康・栄養調査』によると、肥満の成人男性では、「食べるのが速い」と回答した人が63・9％、肥満の成人女性では46・5％であり、それぞれ肥満ではない人に比べて多いことがわかりました。

［日本肥満学会ではＢＭＩ25以上が肥満。ＢＭＩとは、体重（kg）を身長（m）の二

咀嚼の８大効用：ひみこの歯がいーぜ

ひ	肥満防止	ゆっくり噛むと早食いを防げて満足感と満腹感を得られる
み	味覚の発達	食べものの滋味をきちんと感じられる
こ	言葉の発音ハッキリ	アゴが発達して歯が正しく生えそろう、言葉をハッキリ話せるようになる
の	脳の発達	脳の血流が上がり、その発達を助ける
は	歯の病気を防ぐ	口腔内が清潔になり、虫歯や歯周病を防げる
が	がんを防ぐ	唾液には、消化を助けるだけではなく、発がん物質を抑える作用もある（75ページ参照）
い	胃腸の健康	胃腸の負担が減り、消化吸収が促される
ぜ	全身元気に	運動能力が上がり、アクティブに活動できる

乗で割ったもの」。**早食いでは、脳が満腹を感じるまでに食べ過ぎてしまうことが考えられます。**

理由2 加齢

舌力が低下する次なる原因は、**加齢**です。加齢とともに、あちらこちらにカラダの不調が出てくるバックグラウンドには、加齢による舌力の低下が潜んでいるのです。

30歳以降、運動不足だと1年に1％の割合で筋肉は減少すると言われています。「老化は足腰から」というように、筋肉は足腰から衰えやすいのですが、舌も筋肉ですから、加齢は舌力低下に拍車をかけてしまいます。

加齢により、舌力はどのように低下していくのか。それを調べた貴重なデータを紐解いてみましょう。

健常成人853名を対象にした大規模調査の結果、舌力（最大舌圧《ぜつあつ》）は加齢に伴って少しずつ減少することがわかりました（出典：Utanohara Y, Hayashi R, et al.Dysphagia, 23:286-290, 2008）。

この調査結果では、50代以下の若年群では男女差があり、60代以上で男女差がなくなることが示されています。

この結果を基に、健常成人における男女別の最大舌力の基準値が示されています。ちなみに最大舌圧は、舌と上アゴの間に小さなバルーン（風船）を挟み、舌を上アゴに押し付けたときの最大圧力を測定します。

加齢とともに起こる嚥下障害・構音障害（構音とは、言葉や歌などの音をつくること）にも、最大舌圧の低下が関わるというデータも示されています。

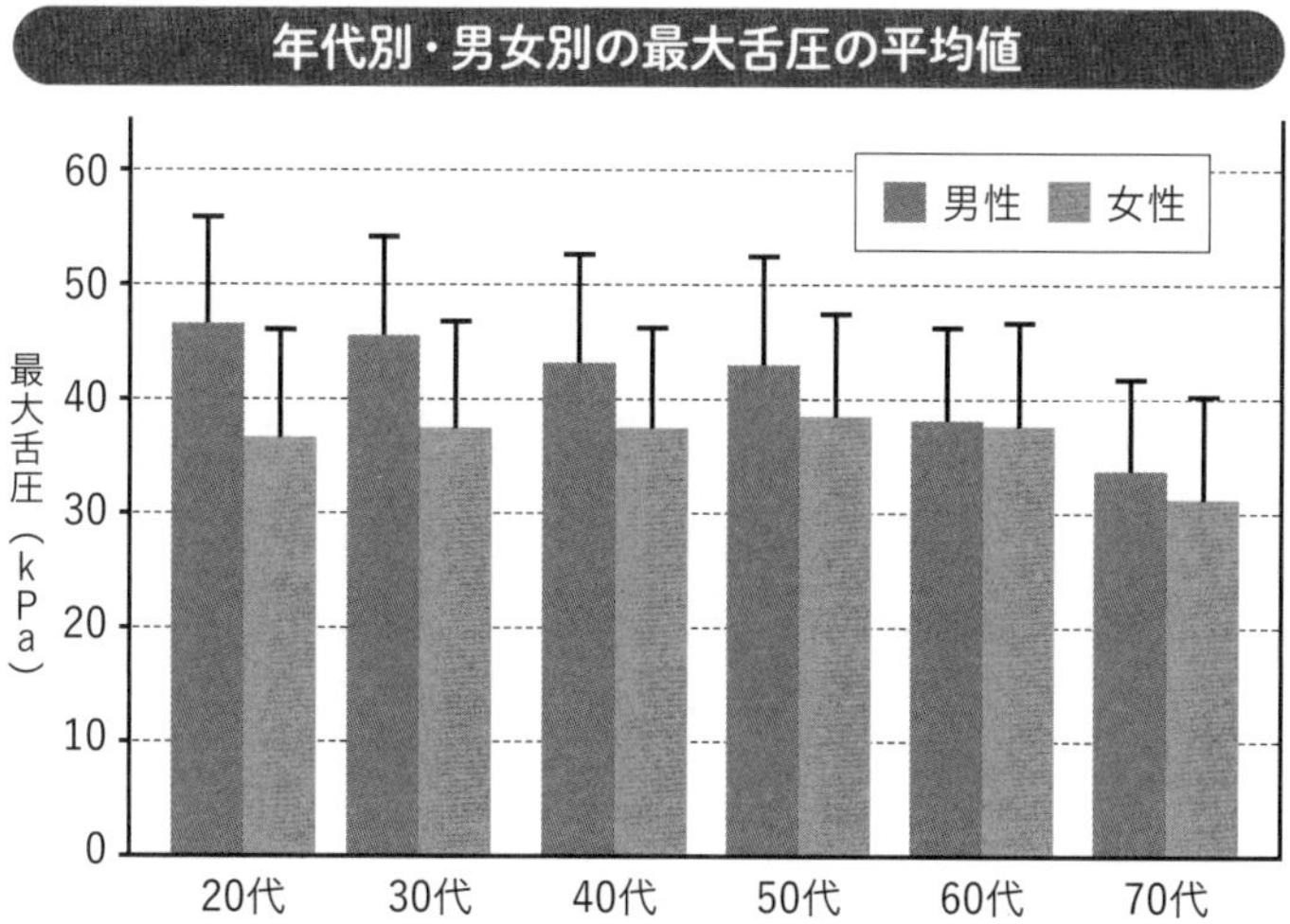

嚥下障害がある高齢の患者さん１１５名を対象にした最大舌圧の調査*の結果、嚥下障害・構音障害に問題ない同世代29名と比べて、最大舌圧が低いことがわかりました。

＊出典：武内和弘、小澤由嗣、長谷川純他：嚥下障害または構音障害を有する患者における最大舌圧測定の有用性～新たに開発した舌圧測定器を用いて～、日本摂食嚥下リハビリテーション学会雑誌, 16(2):165-174, 2012

理由3
口呼吸が招く落ち舌

「現代はストレス社会だ」と言われて久しくなります。

ストレスとは、元来は物理学の用語。外部からの何らかの刺激（これをストレッサーといいます）により、物体に歪みが生じた状態をストレスと呼びます。それを、カナダの生理学者ハンス・セリエ（１９０７―１９８２年）が、ヒトに応用したことから、ストレスという言葉が一気に世界に広まりました。

ストレスの種となるストレッサーは、数えきれないほどあります。

かつては空腹や寒暖差などがおもなストレッサーでしたが、都市化の進行による自然破壊や騒音などに加え、各種ハラスメントが絶えない現代では職場や家庭などでの人間関係がストレスの種となっています。新型コロナウイルスのような感染症も、やっかいなストレッサーです。

ストレスがあると、カラダの機能を自動的に調整している自律神経のうち、交感神経が優位となり、呼吸が浅く速くなります。呼吸は本来鼻を介してするものですが、**呼吸が浅く速くなると口呼吸へと移行します。**鼻よりも口を介したほうが、より多くの空気を吸ったり、吐いたりできるからです。

口呼吸がクセになると、口が開きっぱなしになり、空気の通り道を確保するために、落ち舌になります。舌の動きは制限され、その結果、舌力が低下しやすくなるのです。

理由4
話さない習慣

発話（話すこと）も、舌力を維持するための重要な要素です。話すことで、舌や唇、口周囲の筋肉を動かしながら思い通りの音につくり変えているからです。

ところが、**SNSが発達して、会って話さなくてもコミュニケーションできるようになりました**。その傾向は、コロナ禍を経て一層強くなっています。

以前は会わなくても、電話で会話をしていたものですが、現在ではビジネスでもプライベートでも、音声通話より、ＳＮＳやメールなどを介したテキストコミュニケーションのほうが主流になっています。話すチャンスが減ると、それに伴って舌力が低下する恐れがあります。

孤独な人・孤立する人が増えてきたことも、舌を使った会話というコミュニケーションの機会を奪うことにつながります。

政府の内閣官房孤独・孤立対策担当室が行った『人々のつながりに関する基礎調

査』（満16歳以上のおよそ1万1000人以上が対象）によると、孤独が「しばしばある・常にある・時々ある・たまにある」と答えた人を合計すると、全体の約40％にも達していました。また、同居していない家族や友人たちと直接会って話すことがまったくないと答えた人の割合は、10・6％となっていました。

今後、日本社会の高齢化・非婚化がさらに進み、独居生活の人が増えると、話す機会が一層減り、舌力の低下につながることが懸念されます。

理由5
乳幼児期の育ち方

赤ちゃんは、お母さんのお腹から生まれてくると、すぐに生きるために必要な仕事をスタートさせます。それは、泣くこととおっぱいを飲むこと。泣いて呼吸を行い、おっぱいを飲んで母乳から栄養を得ているのです。子どもたちに大人気の絵本『アンパンマン』の主人公アンパンマンの顔が、おっぱいを想起させるのは、よく知られています（アンパンマンの鼻が、乳首です）。

長い一生のなかでも、成長スピードがもっとも速いのは、誕生してから1歳くらいまでとされています。この時期の育ち方は、その後の人生にさまざまな影響を与えます。そして舌力も、この間の過ごし方が大きく影響しているのです。

赤ちゃんがおっぱいを飲むときには次の3つのステップがあり、およそ0・7秒間隔で繰り返されています。いずれにも舌が深く関わっています。

ステップ1　吸着（乳首を深くくわえる、深飲み）
ステップ2　吸啜《きゅうてつ》（母乳を搾り出す、乳牛の搾乳シーンを思い浮かべてください）
ステップ3　嚥下（母乳を飲み下す）

赤ちゃんはこのようにおっぱいを飲むことにより、舌が徐々に鍛えられていきます。
「深飲み」ではなく、乳首が赤ちゃんの口の奥まで入らず、舌先を上アゴの前方につけて飲む「浅飲み」（乳輪が見えていたら、浅飲みのサインです）で授乳させたり、簡単に飲める哺乳瓶を常時使っていたりすると、舌はほとんど鍛えられません。哺乳瓶では、赤ちゃんが自分でおっぱいを飲もうとしなくても、乳首をくわえるだけで容易にミルクが出るので、浅飲みになりやすいのです。

また、**抱っこひもで首を後ろに反らせたり、緊張の強い抱きグセがあったりすると、赤ちゃんの口が開いて舌が落ち、やはり浅飲みのクセがつきやすくなります**。

浅飲みのクセがつくと、断乳後も舌を前方へ突き出し上歯肉を押すように飲み込む習慣（乳児嚥下）が残ります。嚥下は1日2000回以上も繰り返されますが、そのたびに歯列全体に約2kgの力が加わるため、将来**歯が生えたときに歯列が乱れやすくなります**。さらに噛み合わせも悪くなり、さほど噛まなくて良いものや、柔らかいものを好んで食べるようになると、余計に舌力低下を引き起こします。

舌力が低下し落ち舌になると、浅い口呼吸になりがち。脳に十分な酸素を含む血液が通わなくなる恐れもあります。「三つ子の魂百まで」という諺がありますが、舌専門医の立場としては「乳飲み子の舌百まで」と断言できると思っています。

理由6
マスク生活の定着

最後に取り上げたいのは、新型コロナウイルスの感染拡大により、感染予防策の柱として推奨されたマスク着用の影響です。

新型コロナが落ち着いたこともあり、マスク着用は個人の判断に任されるようになりました。でも、日本ではまだまだ外出時にマスクをしている人を見かけます。また、新型コロナ以前から、花粉症やインフルエンザ感染などを防ぐために、マスクを習慣的に着用する人も大勢いました。

なかには、長引いたマスク生活がもたらした摩擦による肌荒れ、フェイスラインのゆるみといった見た目が気になり、外せない人も多くいるようです。とくに、素顔を見せたくない、メイクをするのが面倒という理由で、マスクを手放せなくなっている女性も少なくないようです。

長期間のマスク着用は、舌力の低下をもたらします。

マスク着用時は、耳かけのゴムで両耳がつねに固定された状態。すると知らない間に耳のまわりにある側頭筋や咬筋などにも負担がかかり、舌力の低下につながってしまうのです。

加えてマスク着用時は会話が減ります。それも舌の力が落ちる一因です。**マスク着用時は息苦しくなるため、口呼吸をしやすくなります。**マスク下で、他人に気づかれない**「隠れ口呼吸」**となっている人も多数いると思われます。

改めて口や顔の状態を確認してみよう

これまで見てきた要因により、日常生活で次ページに挙げたような項目が当てはまれば、舌力が低下している可能性があります。一度チェックしてみてください。

気になるチェック項目がある場合、次章で紹介する「舌ストレッチ」を実践してみることを強くお薦めします。舌ストレッチをしばらく続けていれば、ここで書かれている項目も、少しずつ気にならなくなるでしょう。

こんな不調は、
舌ストレッチで解決するかもしれません

自覚症状

- ☑ 呼吸が浅い
- ☑ 食べものや飲みものがむせやすい
- ☑ のどが渇く、口のなかがベタベタする、口臭がある
- ☑ 舌を噛むクセがある
- ☑ クチャクチャ音を立てて食べる
- ☑ 滑舌が悪くなった
- ☑ 声がかすれてきた、声が出しにくい
- ☑ いびきをかく
- ☑ 寝ている間に歯ぎしりをする
- ☑ 顎関節に痛みがある
- ☑ 噛むときにクリック音がする

見た目

- ☑ 無意識に口が開いている
- ☑ ほうれい線やマリオネットライン*が目立ってきた
- ☑ 二重アゴがある、首すじのシワが増えた
- ☑ 目の下にクマがある、
眼瞼《がんけん》下垂《かすい》（瞼が下がり、見えにくくなる状態）がある
- ☑ 唇が腫れぼったい
- ☑ 上下の唇がめくれて、下アゴに梅干し状のシワがある

＊口周りの筋肉の衰えによってできるライン

第3章

超カンタン！
毎日できる舌ストレッチ

動画を見ながら1日5分の舌ストレッチ

繰り返しになりますが、舌は筋肉です。

足腰の筋肉が衰えたら、スクワットなどのトレーニングで鍛えます。お腹を凹ませたいなら腹筋運動が有効ですし、上半身の筋肉を鍛えたいならプッシュアップ（腕立て伏せ）が効果を発揮してくれます。

舌も筋肉なのですから、同様に鍛えることは可能です。

その際、取り組むべきなのは、スクワットや腹筋運動やプッシュアップのようなガチガチの筋トレではなく、**緊張した筋肉をゆるめて動きを良くするストレッチ的な要素を加えたゆるいトレーニング。**

それを、私は**「舌ストレッチ」**と呼んでいます。

舌ストレッチを続けていると、さまざまな要因で低下した舌力がアップ。落ち舌を避けられるようになり、口呼吸や誤嚥性肺炎などのトラブルを未然に防げるようになります。

舌ストレッチの目的は、大きく次の3つです。

- **落ち舌の改善**
- **舌の凝りをほぐす、柔らかくする**
- **舌力の向上**

これから順を追って説明していきましょう。いずれも、必ず鏡を見て確認しながら行ってください。

舌ストレッチ 1

落ち舌の改善

舌を正常な位置に戻し、舌の上アゴへの密着を習慣化します。

動画は
こちら▶

タングバキューム

1 舌全体を上アゴに吸い上げた状態で口を開けます。舌全体で下から頭の重みを支えるイメージです(「良い例」のように)。

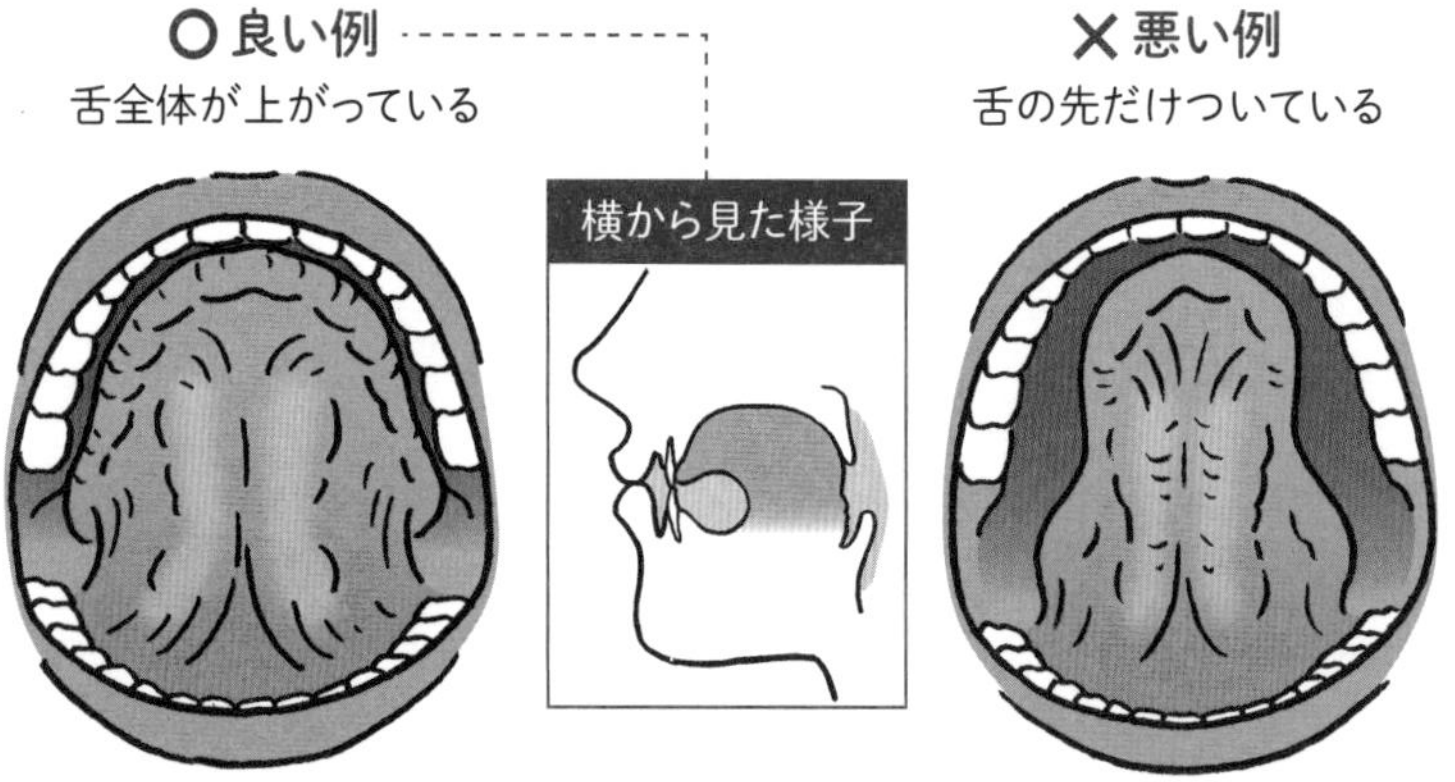

2 舌全体を上アゴにベッタリ密着させ、吸い上げたまま、口を大きく開閉します(ゆっくり8〜10回)。

3 タングバキュームは、上級編もあります。舌と上アゴの間に少量の水を含み、舌の上で10秒間キープ。その状態のまま水がこぼれないように、口を大きく開閉します（ゆっくり10回）。

ポッピング

1 舌全体を上アゴに吸いつけて、口を大きく開きそのままキープします。

2 一気に舌を下へはがし、「ポンッ！」と大きく鳴らします（ゆっくり10回）。できるだけ大きな音が出るようにしてみてください。

ワンポイント

鼻呼吸をするためにとくに欠かせない、いつでもどこでもできるトレーニングです。

舌ストレッチ 2

舌の凝りをほぐす、柔らかくする

舌裏をほぐし、押すことによって、舌の可動域を広げて十分に伸ばせるように整えていきます。舌をもんで柔らかくし、根元からもみゆらすことで、舌全体が前方へ引き上げられていきます。

動画はこちら▶

舌裏ほぐし

舌を上アゴに吸い上げて、舌小帯を親指と人差し指で左右からつまみ、ゆっくり上へもみ上げます。(10回)。

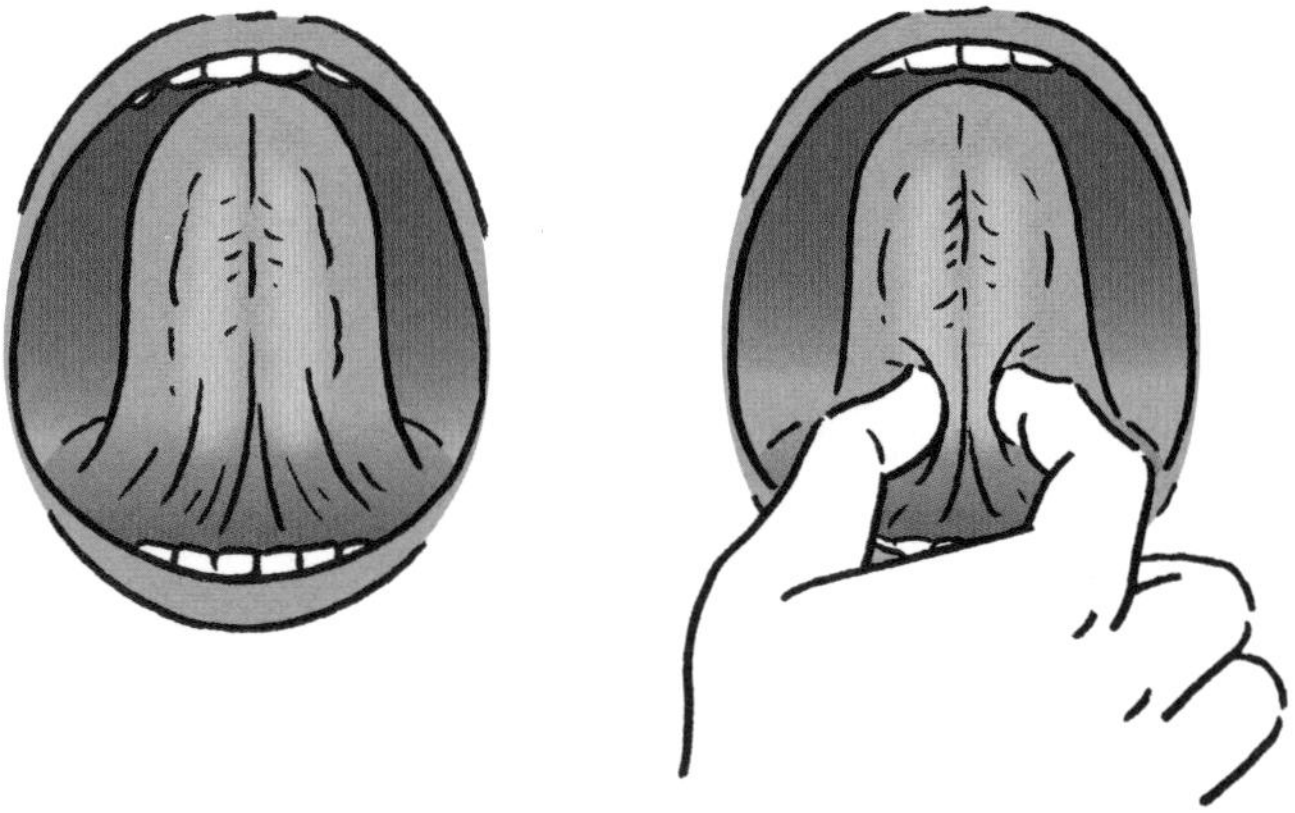

舌裏ツボ押し

口を大きく開き、左側の舌裏側の付け根付近を、右人差し指で３秒押し沈めます。奥から手前に3カ所ずつ3セット。同様に、右舌裏側を、左人差し指で3カ所ずつ3セット押し沈めます。

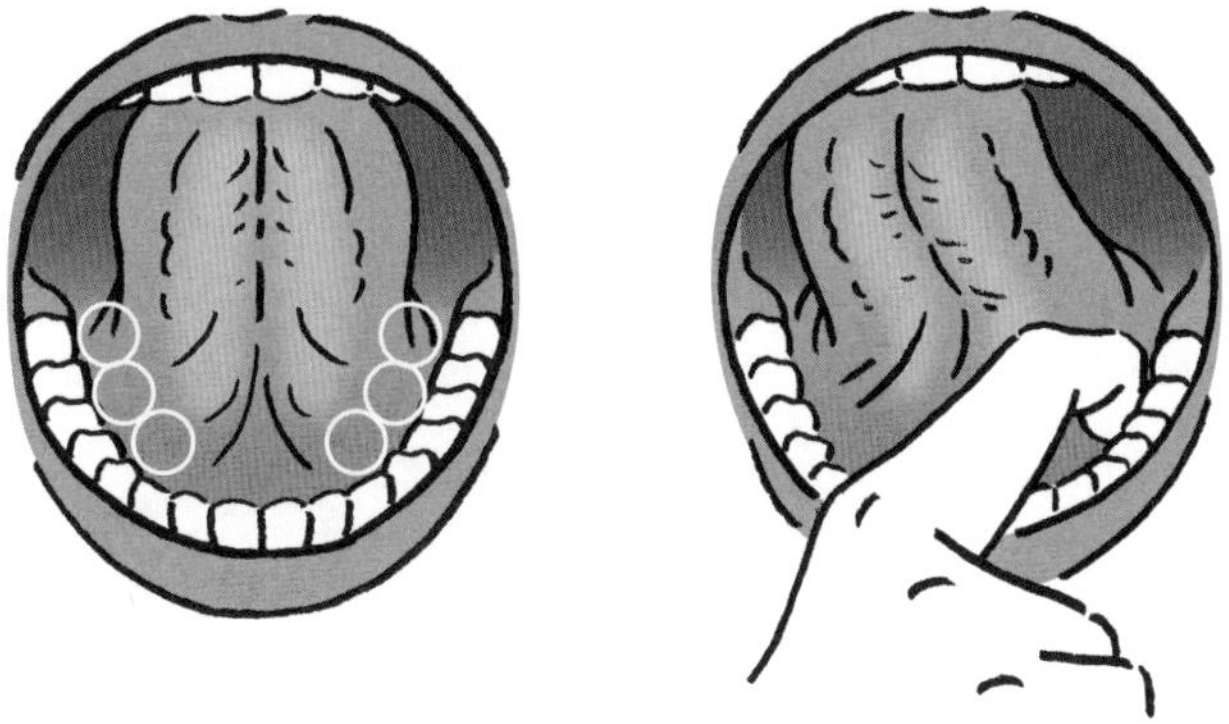

ワンポイント

舌の位置を変える外舌筋のねじれや癒着をリリースします。繊細な舌の表面を傷めないよう、湿らせたハンドタオルやガーゼを使うか、または入浴中に行うことをお薦めします。

舌もみ

舌をしっかり出し、人差し指と親指で舌を左右から挟み、3秒ずつしっかりもみます。奥から手前に3カ所ずつ3セット。

舌ゆらし

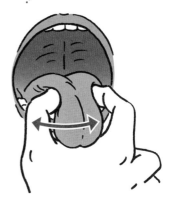

人差し指と親指で出来るだけ舌の奥をつまみ、ゆっくり引っ張りながら左右に10往復します。

ワンポイント

外舌筋に加え、舌の形を変える内舌筋も刺激し、滑らかに舌が動くようにします。舌もみ、舌ゆらしは、最初はかなり痛いですが、少しずつ慣れてきます。力を入れすぎて舌の表面を傷めないよう注意。痛いけれど、気持ちいい“痛キモ”程度がちょうど良いでしょう。

舌が動きやすくなったのが
実感できますか？
ストレッチはもう少し続きます

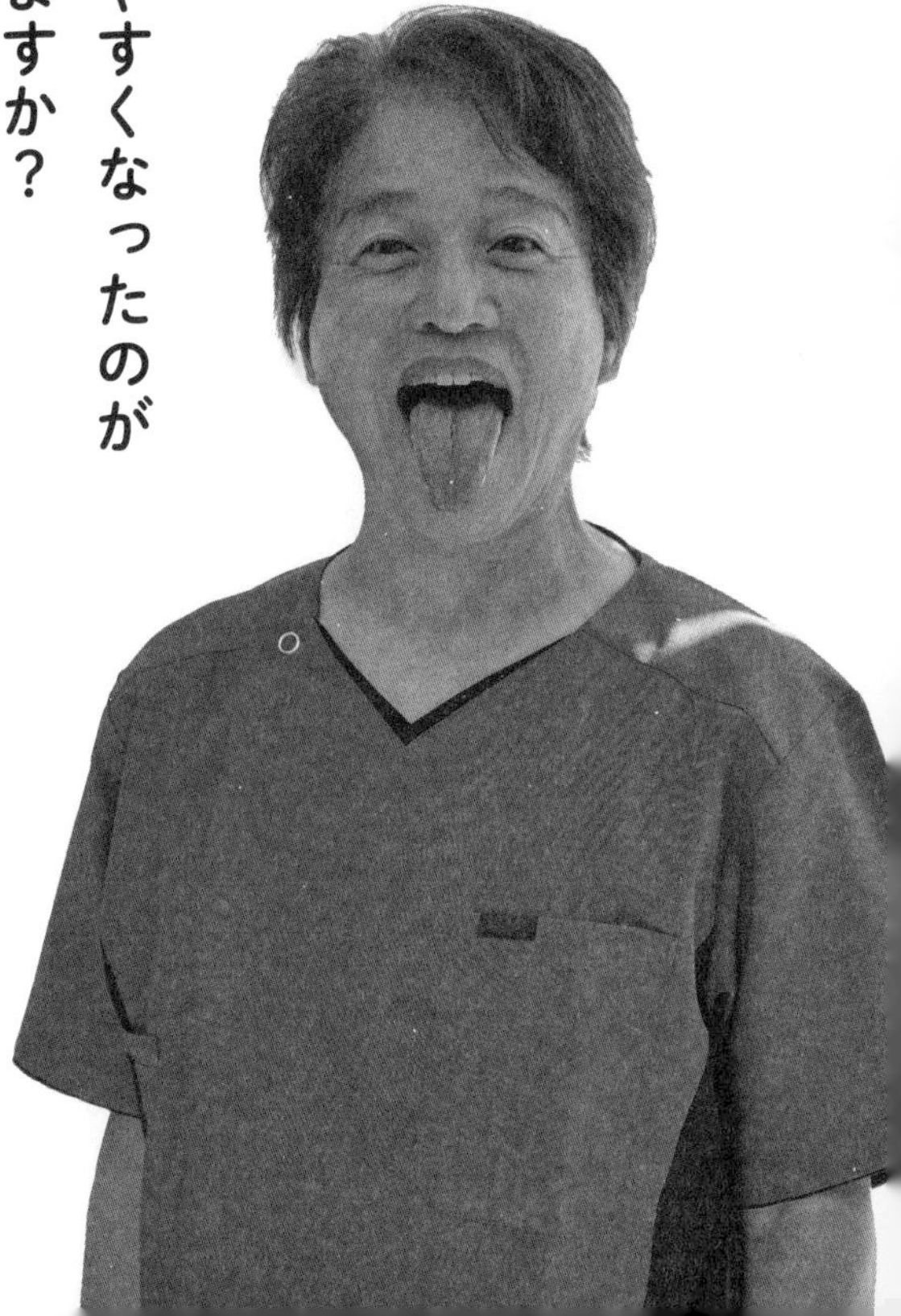

舌ストレッチ 3

舌力の向上

舌を長く伸ばしてまわすと、舌の可動域が広がり、持久力や瞬発力も鍛えられます。さらに周辺の筋肉も活性化され、たるんだフェイスラインが引き上げられます。

動画はこちら▶

舌のばしA

1 カラダの後ろで両腕を組んで下に引っ張り、胸を張った上向き姿勢で行います（頸部筋群に刺激が入りやすくなります）。

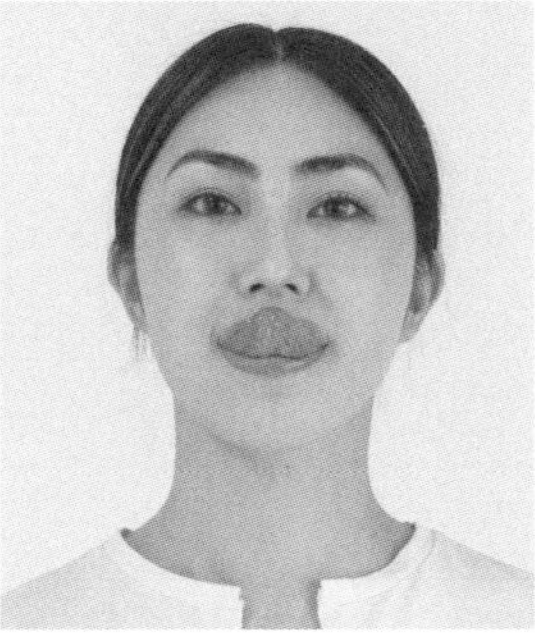

2 舌先を鼻の頭と下アゴにつけるように、ゆっくりと伸ばします。しっかりと上下に動かします（30秒間）。

舌のばしB

さらに30秒間できるだけ速く上下に動かします。かなりきついですが30往復以上が目標です。

舌まわしA

1 舌先で、歯ぐき外側の奥を押しながら舌を回します。アナログ時計の1時(右上唇裏)、3時(右頬裏)、5時（右下唇裏)、7時（左下唇裏)、9時（左頬裏)、11時（左上唇裏）の位置を各5秒ずつ押し込みます。

2 終わったら逆回りに行います（5秒×6カ所 左右3セット)。

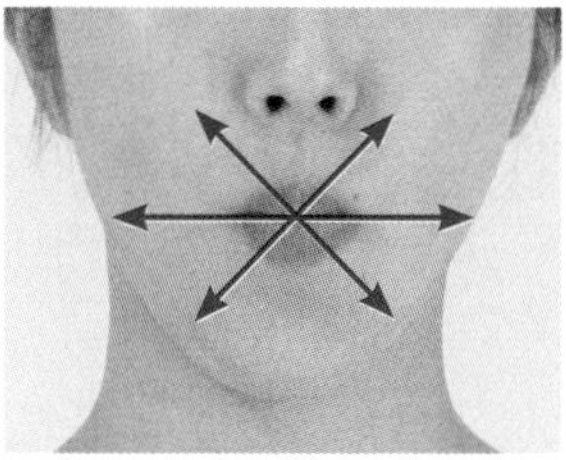

舌まわしB

さらに時計回りに素早く10周、反時計周りに素早く10周回します。（左右3セット）

ワンポイント

首まわりの血流も良くなり、若返り効果が期待できます。サラサラの唾液が大量に分泌され、口のなかがキレイになります。

たとえば歯磨きのあとにストレッチを習慣化

舌ストレッチに限らず、トレーニングは2~3日やったくらいでは効果は出ません。まさに**「継続は力なり」**であり、習慣化がもっとも大切です。

とはいえ、新しい習慣を身につけるのは、なかなか難しいもの。大人になると生活の多くはルーティン化しているため、さらに新しい習慣を付け加えて継続させるのはひと苦労なのです。

そこで有効なのが、**すでにルーティン化していることに紐づけること**。

舌ストレッチを紐づけやすいのは、やはり**歯磨き**。

歯磨きをしない人は（たぶん）いないでしょう。歯磨きが終わり、口のなかがキレイになった状態で舌ストレッチを行うと決めると、忘れずに継続できます。

歯磨き後は、ブラッシングの刺激により、**舌の筋肉も口のなかも血流が活発になっています**。それは舌ストレッチをするには、理想的な環境です。

舌ストレッチは全部で３つありますが、時間がなければ、一度に行わなくてもＯＫ。朝晩２回歯磨きをしているなら、時間がない朝は舌ストレッチ１だけ行い、比較的時間に余裕がある晩御飯後の歯磨きに続いて舌ストレッチ２と３を行う、という具合に分割しても大丈夫。そして通勤時や仕事中にいつも舌ストレッチ１を行う習慣をつけると良いでしょう。

歯磨き以外では、**入浴後、就寝前など、自分が毎日行っているルーティンに紐づけて行う**ようにしてください。

始めはできるだけ毎日行う

カラダに良いという巷の評判を聞いてサプリメントを飲み始めたけれど、いつの間にかやめてしまった……。そんな経験はありませんか？

サプリメントは薬ではなく、あくまで栄養補助食品。薬のように目に見える効果が現れるわけではありません。

仮に、特定の栄養が不足している人がサプリで不足分を補えたら、体調がよくなることもあり得るでしょう。でも、それまでには、ある程度時間がかかります。その間に、「自分には合わないから、飲むのをやめよう」と思うケースが多いのです。

トレーニングもそれとまったく同じ。いくらルーティンに紐づけても、効果を実感できないと続ける意欲は湧かないものです。**効果を早く実感できたら、トレーニングに向き合うモチベーションが高まりますから、無理なく継続できる**ようになります。

ですから、患者さんから「舌ストレッチは週に何回やればいいですか？」という質問を受けたら、私は**「1カ月は毎日続けてください！」**と答えています。**毎日続けていれば、それだけ早く効果を実感できるようになります。**それにより、三日坊主で終わるリスクを減らせるのです。

負荷の強いトレーニングは、2～3日おきに週2～3回行うのが効果的とされています。

舌ストレッチで最大舌圧がアップ

男性６名（平均55.3歳）に平均24日間、舌ストレッチを続けてもらったところ、最大舌圧は23.９％アップしました（29.6→36.7）。

同じように、女性6名（平均57.3歳）に平均26日間、舌ストレッチを続けてもらったところ、最大舌圧は30％アップしました（26.1→34）。

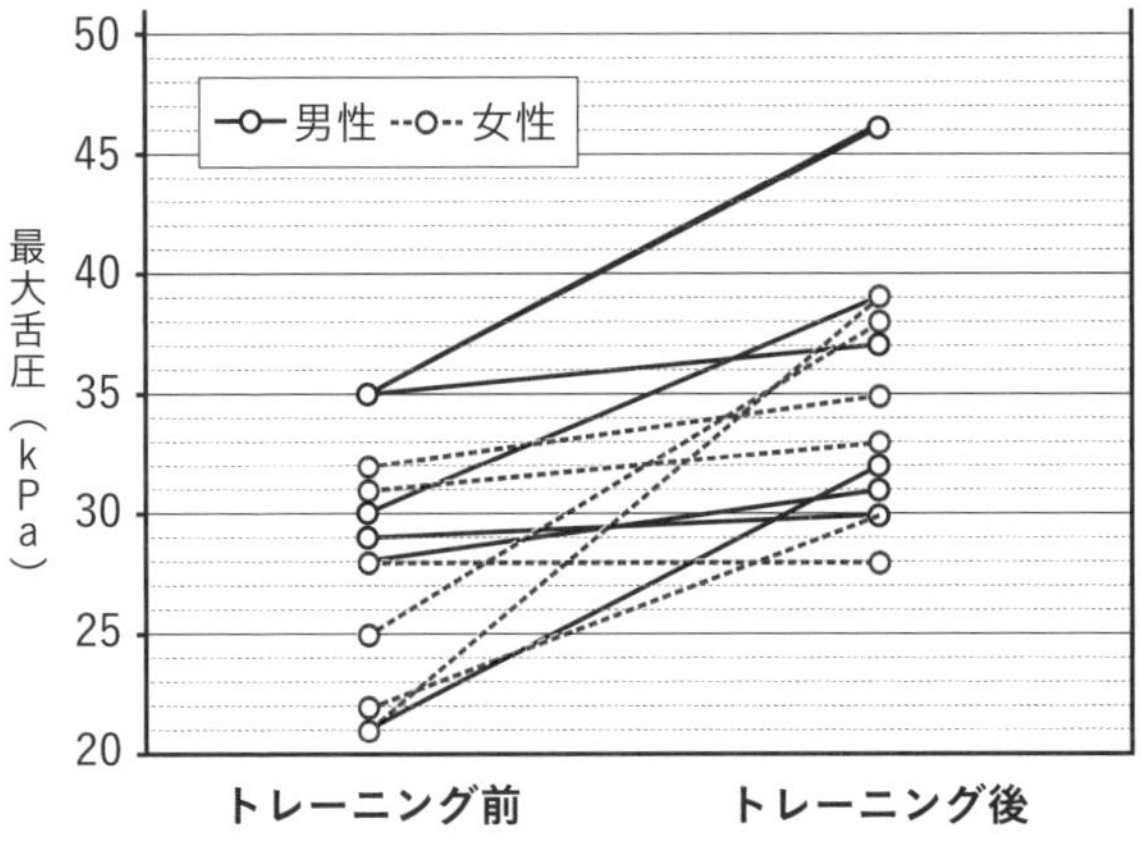

一方、ストレッチは総じて負荷が低く、カラダへの負担が少ないため、毎日行っても大丈夫です。舌ストレッチにはトレーニングの要素もありますが、基本的にはストレッチ。毎日続けてもまったく問題ありません。

舌ストレッチが毎日の習慣になり、舌の機能の向上をある程度実感できてきたら、頻度を下げても大丈夫。軌道に乗ったら、1日おきに減らしてみてもいいでしょう。

前ページに舌ストレッチで最大舌力が向上したエビデンス（自験例）を紹介します。

第4章

唾液の持つ
すごい力

多量のサラサラ唾液が、虫歯、歯周病、口臭を防ぐ

舌は言うまでもなく、口のなかにあります。そこで本章では、**舌力と口の不調の関わり**について深掘りしましょう。

まずフォーカスするのは、唾液との関わり。唾液は知られざる多くの作用を持ちますが、舌力が低下するとその分泌が減ってしまい、口のなかばかりではなく全身に悪い影響が広がってくるからです。

唾液には、おもにサラサラした唾液（漿《しょう》液《えき》性唾液）と、ネバネバした唾液（粘液

大唾液腺（唾液の90％以上を分泌）

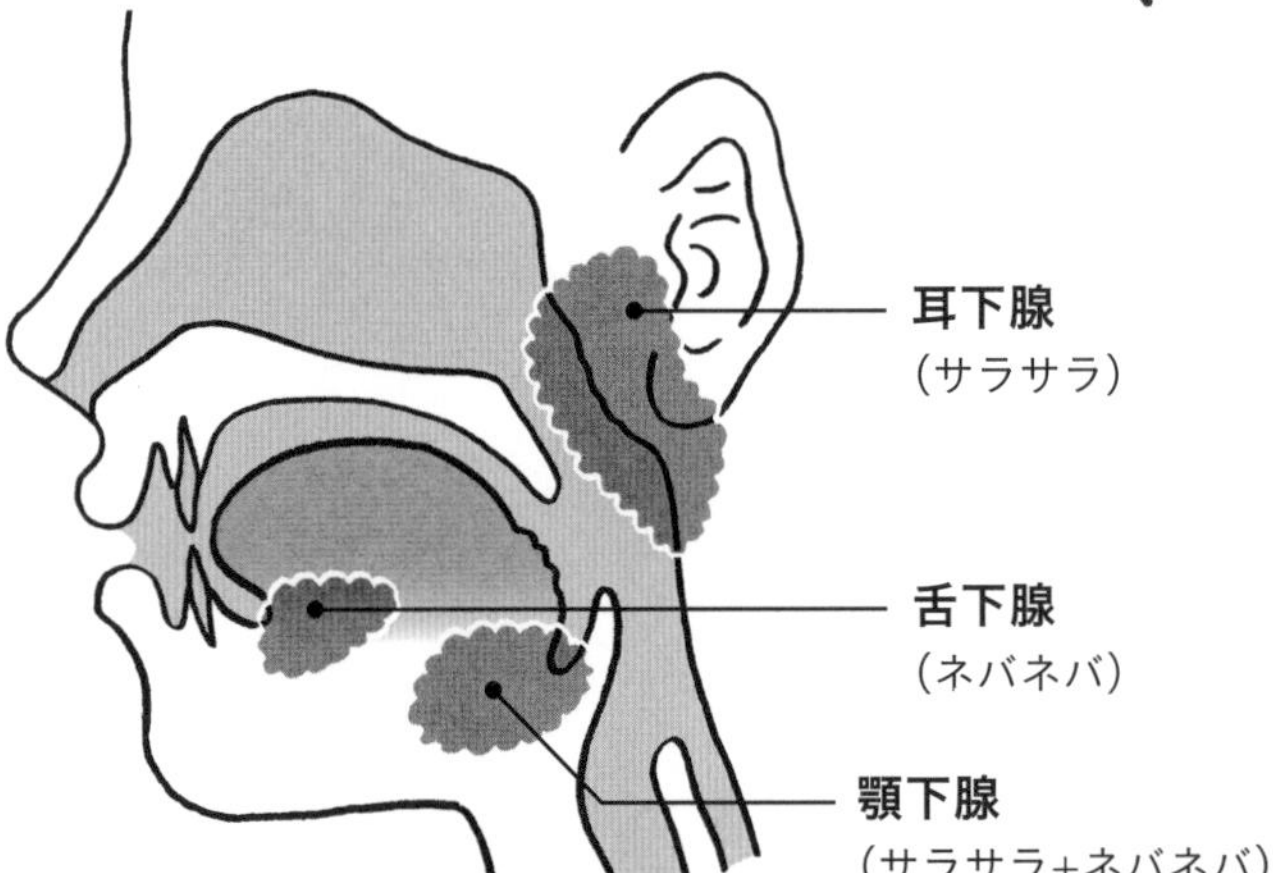

性唾液）があります。それぞれ分泌している唾液腺が異なり、役割も異なっています。

サラサラ唾液を出すのは、主に大唾液腺の耳下腺《じかせん》。

耳下腺は、唾液腺のなかでもいちばん大きく重さは25gほど。おたふくかぜ（流行性耳下腺炎）で腫れるのが、この耳下腺です。

ネバネバ唾液を出すのは、主に舌下腺。口の底にあたる口腔底の粘膜の下にあり、耳下腺の10分の1ほどの大きさしかありません。

アゴの下にある顎下腺は両方の性質を持つ唾液を出しています。

2つの唾液が持つ作用を次ページの表にまとめました。

がんを抑制するサラサラ唾液

唾液の分泌には、自律神経が深く関係しています。自律神経には、活動的に整える交感神経、休息に向かわせる副交感神経の2系統があり、対照的な働きをしています。

ストレスや緊張などがあると、自律神経のうち交感神経が優位になります。すると、

唾液の絶対量が減るだけでなく、舌下腺などからネバネバ唾液が分泌されるようになります。緊張すると、口のなかがネバネバした感覚があるのは、多くのネバネバ唾液が出ているためです。

リラックスしているとき、あるいは食事のときには、自律神経のうち副交感神経が優位となり、耳下腺などからサラサラ唾液が分泌されます。

サラサラ唾液もネバネバ唾液も必要ですが、**なかでもサラサラ唾液をいつも多く出せることが健康増進のカギを握っています。**

加齢に伴って唾液腺は萎縮する傾向にあり、サラサラ唾液の分泌は減少しやすくなります。

サラサラ唾液の分泌を促すには、**ストレス解消を心がけて、副交感神経を活性化することが大切**です。加えて、舌ストレッチにより、口内の唾液腺を満遍なく刺激すると、通常（約1・0〜1・5ℓ／日）よりはるかに多く（2〜3ℓ／日）の唾液が分泌されやすくなります。

サラサラ唾液の効能として見逃せないのが、がんの抑制作用です。

サラサラ唾液のおもな作用

自浄作用	細菌や食べかすなどを洗い流す 咀嚼により、活性化される。
消化作用	消化酵素（アミラーゼ）を含む 食べものを湿らせて咀嚼・嚥下をサポートする
pHバランス調整	酸性に傾いた環境を中性に戻す 脱灰を防ぎ虫歯を防ぐ
再石灰化	エナメル質などから溶け出したリン酸やカルシウムをエナメル質に再生する
抗菌、抗カビ作用	リゾチームやペルオキシダーゼ、免疫グロブリン、ラクトフェリンなどが有害な微生物の活動を抑える
アンチエイジング	ホルモンの一種パロチンが、皮膚の新陳代謝、筋肉や骨などの成長を促進する
水分平衡	口のなかの水分量を調整し、口内乾燥を防ぐ

ネバネバ唾液のおもな作用

嚥下補助	ムチンというタンパク質が食べものを柔らかくする
粘膜保護	ムチンが粘膜を保護して細菌やウイルスの侵入を防ぐ

日本人のがんの主因は、生活習慣とウイルス感染。この両者で、男性のがんの約43%、女性のがんの約25%が起こっていると推測されています（出典：国立がん研究センター「がん情報サービス」）。

このうち生活習慣でとくに問題なのは、食生活と喫煙。食品に含まれる各種の添加物、農薬、タバコの成分などには多くの発がん物質が含まれています。

これらが体内に入ると、**有害な活性酸素が大量に発生します**。活性酸素は細胞核で遺伝情報を伝えているDNAを傷つけてしまい、がんをはじめさまざまな生活習慣病を引き起こしたり、アレルギーや老化の原因となったりします。

しかし、サラサラ唾液中に含まれる酵素（ペルオキシダーゼ、カタラーゼなど）には発がん物質がつくる活性酸素を減少させる働きがあります。

1991年、同志社大学工学部の故・西岡一教授（当時）は、発がん物質が口のなかに入るとどうなるかを調べるため、**各種の発がん物質に唾液を混ぜる実験**を行いました。そして発がん物質の毒性は、唾液に30秒間つけておくだけでほとんど消失してしまうことを報告しました（日本咀嚼学会、1991、西岡一）。

西岡教授は、唾液による発がん物質の毒性を抑制する効果は、サラサラ唾液に含まれる**ペルオキシダーゼ**にあると分析しています。

歯周病を防ぎ、心臓病、脳卒中、認知症リスクを下げる

歯、舌、のどなどには、３００～７００種類の細菌がそれぞれ固有の生態系を築いて棲みついており、歯磨きなどの積極的なケアを怠ってしまうと、その総数は１兆個にも増えると言われています。

なかでも、私たちの健康に大きな影響を与えているのは、歯周病の原因となる歯周病菌。歯周病菌のほとんどは、酸素があると生きられない偏性嫌気性菌です。酸素を嫌うため、**歯と歯ぐき（歯肉）の境に生じる歯周ポケットに潜んでいます**＊。

歯周病予防の基本は、歯ブラシや歯間ブラシなどで口腔内を清潔に保つことですが、

＊ちなみに、虫歯の原因となるミュータンス連鎖球菌も酸素を嫌いますが、多少の酸素ならあっても生きられる通性嫌気性菌です

加えて舌ストレッチでサラサラ唾液の分泌を促すことも大いにプラスです。

歯周病の実態と案外知られていないそのコワさについて理解しておきましょう。

歯周病には、成人のおよそ80％が罹患《りかん》しているとされています。歯の周辺の汚れ（プラーク）に含まれる歯周病菌からの毒素の影響で炎症が起こり、進行すると歯ぐきの奥まで炎症が進みます。さらに、歯を支える土台となる骨（歯槽骨《しそうこつ》）が溶けると、歯を失うリスクが高まります。実際、大人で歯を失う原因の多くは、歯周病です。

２０１８年に全国２３４５の歯科医院で行われた「全国抜歯原因調査」によると、**歯を失う原因は歯周病が約37％でトップ**。次が虫歯で約29％となっており、若い世代では虫歯で歯を失う人が多く、40代以降は歯周病で歯を失う人が増えてくるという特徴があります。

歯周病菌やそれがつくり出す毒素は、血液に入り込み、全身をめぐります。歯周病は、口のなかのローカルな病気ではなく、**全身に悪影響を及ぼし、糖尿病などの生活習慣病の引き金**となります。

たとえば、歯周病菌がつくり出す毒素は、脂肪細胞や白血球から誘導される悪玉物質（ＴＮＦ－α）を増やす働きがあります。ＴＮＦ－αは、血糖値を下げるインスリンの働きを抑えてしまうため、糖尿病が悪化します。**糖尿病が悪化すると、さらに口内環境も悪化して、健常人と比べると、歯周病が２倍以上増加すること**もわかっています。

歯周病菌は、日本人のおもな死因とも深く関わっています。

日本人の死因の１位はがん（悪性新生物）。２位は心疾患（心臓病）、

歯周病がひきおこす全身疾患

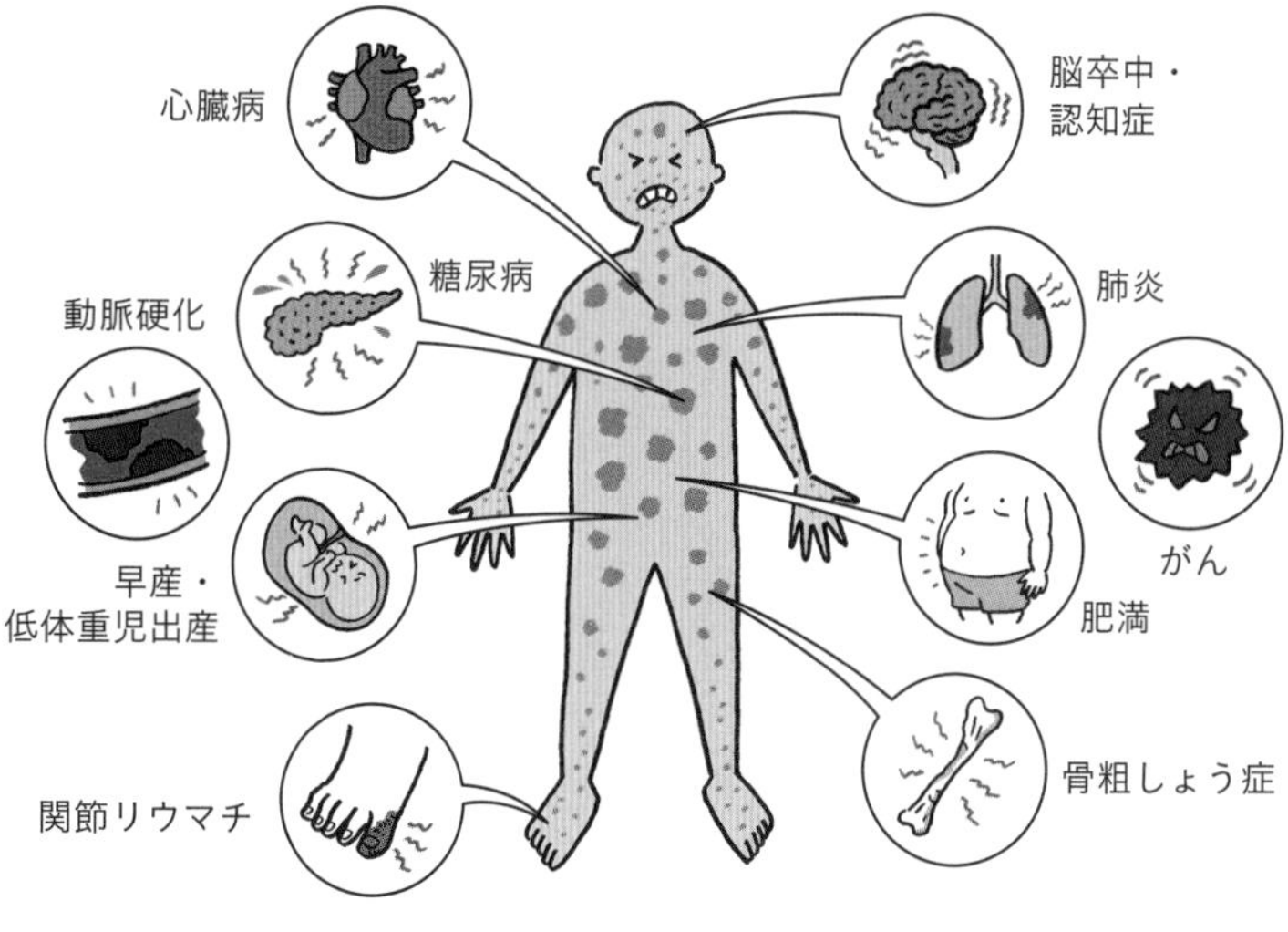

3位は老衰、4位は脳卒中（脳血管疾患）となっています（出典：厚生労働省『令和4年人口動態統計』）。

そして脳卒中に次ぐ死因の5位を占めているのは肺炎。**歯周病菌は、なかでも誤嚥性肺炎の引き金になります**。

死因2位の心臓病、4位の脳卒中の背景には、血管が硬くなり、血栓という血の塊が詰まりやすくなる「動脈硬化」があります。歯周病菌の毒素は、この危険な動脈硬化を悪化させることがわかっており、動脈硬化を起こした血管から歯周病菌が見つかることもあるのです。

認知症を引き起こす歯周病

さらに近年、**歯周病は認知症にも深く関わる**こともわかってきました。

認知症とは、脳をつくっている神経細胞の機能が落ちてしまい、記憶や学習といった認知機能に障害が出る病気。進行すると、社会生活にも日常生活にも多大な支障をきたします。

高齢化が進む日本では、認知症は現在進行形で増え続けており、２０２５年には65歳以上の高齢者の５人に１人が認知症と診断されると予測されています。

介護認定を受けていない65歳以上の人を対象とした研究では、歯がほとんどなく義歯も使用していない人は、20本以上の自前の歯をもつ人と比べて、４年後に認知症になるリスクが１・85倍高くなることがわかりました（出典：Yamamoto et al., Psychosomatic Med. 2012）。歯の本数が減ると咀嚼力が低下して、その影響で脳血流が低下したり、栄養状態が悪くなったりすることが関連していると考えられています。

また、**歯周病は、日本で認知症の67・６％を占めるアルツハイマー型認知症にも影響を与えています**。

アルツハイマー型認知症は、脳内でアミロイドβという異常なタンパク質が溜まり、脳を構成している神経細胞がダメージを受けることで生じます。歯周病で炎症が起こっていると、アルツハイマー型認知症の引き金となるアミロイドβの産出と蓄積を加速させてしまうのです。これは九州大学の研究によるものです。

歯磨き＋歯肉ブラッシングで歯周病をブロック

歯周病を予防するためには、24時間口腔内をキレイにすることが大切。口のなかをキレイにする＝歯磨きと思いがちですが、歯ブラシによる旧来の歯磨きだけでは、歯の汚れの60％ほどしか落とせないそうです。歯間ブラシやデンタルフロスなども上手に活用してください。

食後に歯を磨くのは鉄則。食べものと一緒に歯周病菌やその毒素を飲み込まないために、できれば**食前にも軽く歯を磨いておきましょう**。

そして舌ストレッチをきちんと続けて、サラサラ唾液をたくさん出すこともお忘れなく。なかでも、**舌回しで舌を大きく動かすことで唾液腺が刺激され、サラサラ唾液が大量に分泌されるようになります**。このサラサラ唾液の抗菌力が歯周病を防いでくれるのです。

「朝起きたときに口のなかがネバネバしている」場合、このネバネバの正体は、歯周病菌が活動している証拠。寝ている間はサラサラ唾液の分泌が減るため、歯周病菌が活発に活動し、ネバネバ物質をつくるのです。

さらに舌ストレッチにもう一つ加えてほしい習慣が、歯肉ブラシを使ったブラッシングです。

歯ブラシは通常歯を磨くものですが、歯肉ブラシは毛先が細く柔らかいブラシ。このブラシで歯ぐきを磨くのが、**歯肉ブラッシング**です（私のクリニックでは、患者さんに「マルケンブラシ®」をおすすめしています）。

歯肉ブラッシングは、歯周病菌の温床となる歯ぐきを引き締めてその炎症を防ぐだ

ガムと歯肉ブラシによる唾液分泌量（mℓ/10分）

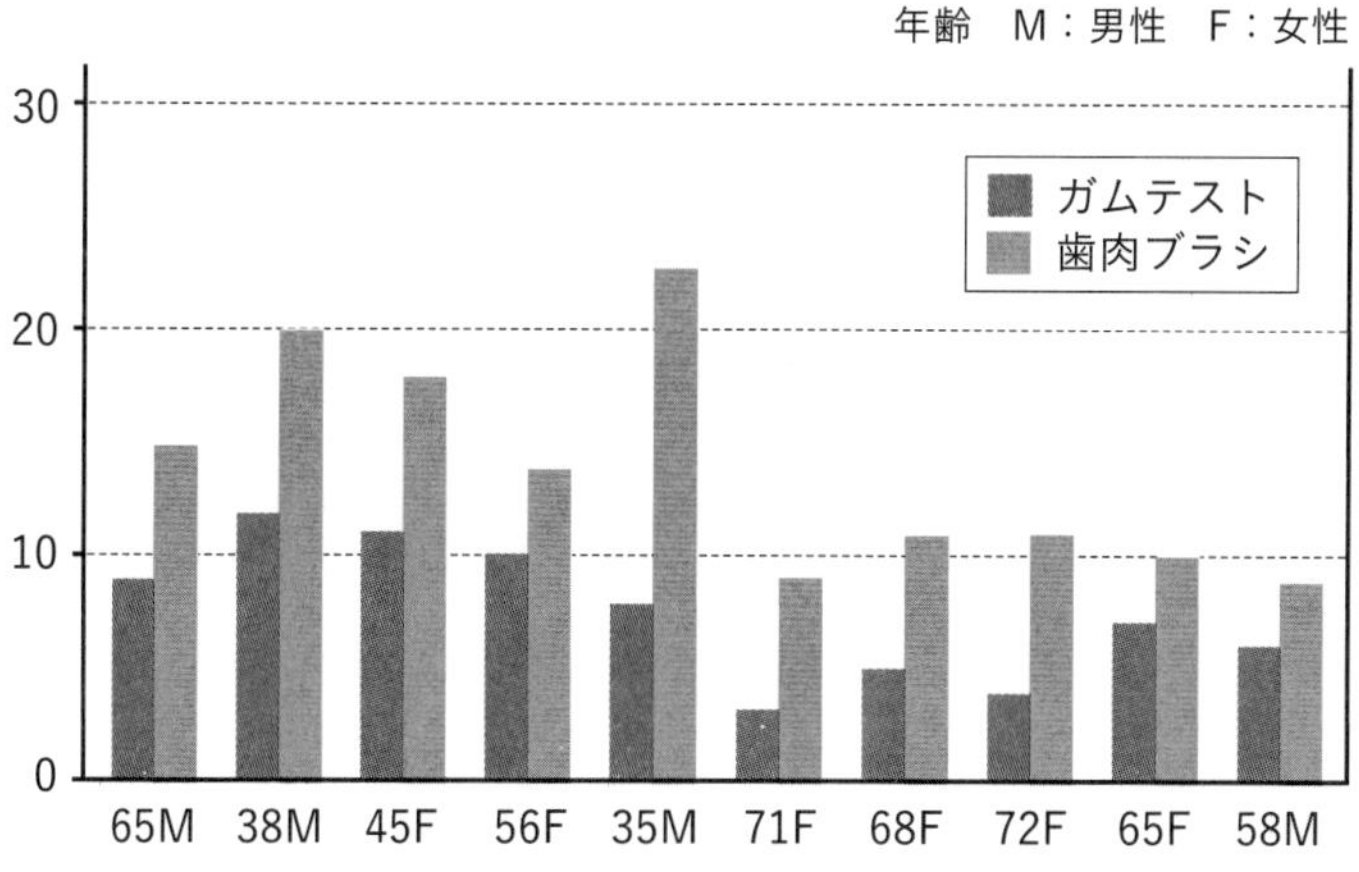

けではなく、唾液腺を刺激してサラサラ唾液の大量分泌を狙っています。自験例（10分間唾液分泌試験との比較）でも唾液量が明らかに増加することが証明されています。

歯肉ブラッシングには、水も歯磨き粉も不要ですから、リビングやワークスペースなどで何かをやりながら15分ほど行い、その後通常の歯磨きをすれば完璧。口のなかがツルツルになるのを自覚できます。歯肉ブラッシング→歯磨き→舌ストレッチが最強のルーティンです。

私のクリニックでは口臭、口内乾燥（ドライマウス）で悩む人たちに、歯肉ブラシを1日数回行ってもらい、大きな成果を得ています。口臭も口内乾燥も、サラサラ唾液の分泌が少ないことが一因だからです。

舌の観察が、舌がんの予防につながる

日本人が生涯に一度でもがんと診断される人の割合は、男性で3人に2人、女性で

2人に1人です。そして男性の4人に1人、女性の6人に1人は、がんで命を落としているという現実があります（出典：国立がん研究センター「がん情報サービス」）。

つまり、がんはありふれた病気であり、カラダのあらゆるところに生じます。

舌も例外ではありません。

2018年に、舌がんと診断された人は全国で5148（例）人でした（出典：国立がん情報センター「がん情報サービス」）。

部位別がん罹患数でもっとも多いのは、男性は前立腺がんで9万4748人、女性は乳がんで9万7142人（2019年の患者数。出典：日本対がん協会）。こうしたメジャーながんと比べると患者数が少なく、決してポピュラーながんではありませんが、2019年にタレントの堀ちえみさんが舌がんと診断されたことが話題となり、舌がんが知れ渡りました。

私は、母校の熊本大学大学院で、**「舌がんに対するリンパ球免疫療法」**というテーマで医学博士を取得しました。がん患者さん自身のリンパ球を取り出して培養して、患者さんに戻して舌がんを治療する方法を研究していたのです。

こうした経緯もあり、私は舌がんの早期発見・早期治療の啓蒙活動にも積極的に取り組んでいます。

がんの多くは、早期発見・早期治療ができれば、治る病気だからです。

２００９〜２０１１年にがんと診断された人の５年相対生存率は、男女合計で64・1％（男性62・０％、女性66・９％）。つまり３人に２人は、診断から５年後も生存しており、治療により命を救える確率が高いことが示されています（出典：国立がん情報センター「がん情報サービス」）。

舌は、口を開ければいつでも簡単に目で見てチェックできるので、異変にはいち早く気づける部位です。

ところが、舌がんでは、かなり進行してから発見されるケースが少なくありません。歯は気になっても、舌までチェックする人は、残念ながら少ないからです。

舌ストレッチは直接舌がん予防につながるわけではありませんが、舌ストレッチで毎日のように舌を観察していれば、仮に異変が起こっても「あれ、なんかおかしいぞ」とすぐに気づくことができるでしょう。また、数カ月に一度、かかりつけの歯科

舌がんのおもなチェックリスト

- ☑ 舌に硬いしこりやただれがある
- ☑ 舌側面にギザギザとした歯型がついている（落ち舌の可能性）
- ☑ 舌の粘膜に赤い斑点（紅板症）や白い斑点（白板症）がある
- ☑ 口内炎ができやすい。治りにくい
- ☑ 口臭が強い

医でクリーニングなどを行っていれば、その診察時に発見されることもあります。

がんは複雑系ですから、原因を一つに特定するのはナンセンスですが、私は舌力の低下も少なからず関わっていると推測しています。

舌力が低下し、落ち舌になると、下の奥歯に舌が当たりやすくなります。こうした**接触刺激により、がんが発生しやすくなるのです**。実際、**舌がんは舌縁（側面の歯に当たる付近）にできることがほとんど**です。

こうした自覚症状がある場合、とくに口内炎が1週間経っても治らない場合には、できるだけ早めに耳鼻咽喉科で専門的な検査を受けてください。前述の堀ちえみさんも、舌の裏に白いできものができて痛みが収まらないことから（はじめは口内炎と診断されたそうです）、舌がんの発見に至りました。

おまけトレーニング 1

唾液腺刺激マッサージ

このトレーニングの狙いは、舌骨（40ページ参照）周囲を刺激して、舌骨を上げること。さらに、耳下腺、顎下腺を刺激して、サラサラ唾液をたくさん出すことです。

動画はこちら▶

1 両手の親指をエラの下の凹み、他の指を頬に当てます。

2 エラの下からアゴの先まで順に4カ所を各3秒ずつ、親指でしっかり押し込みます。アゴの下、耳前部の筋肉をほぐすイメージです（3秒×4カ所を3往復）。

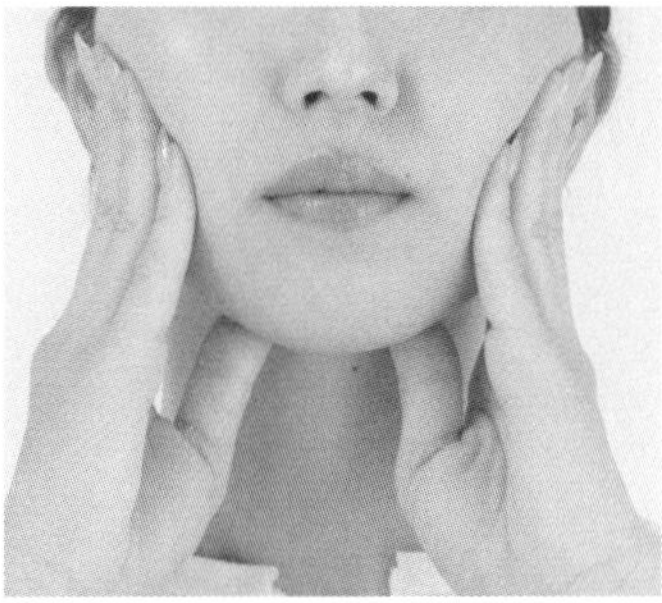

ワンポイント

満遍なくマッサージする意識を持ち、指先に圧をかけすぎないよう注意しましょう。

第5章

舌で鼻呼吸を身につける

口呼吸になってしまうのは舌のせいかも

呼吸で取り入れた酸素は、全身のあらゆる細胞がエネルギーを代謝するのに絶対に欠かせないもの。そして、代謝の結果生じた二酸化炭素を体外へ排出するのも呼吸の役割です。

案外知られていませんが、生きていくために欠かせないこの呼吸にも、舌は深く関わっています。

もちろん呼吸の主役となっているのは、左右一対の肺です。肺は、肋骨や胸椎《きょうつい》などからなる「胸郭《きょうかく》」という鳥カゴのようなフレームに収められています。

呼吸を助ける筋肉を**「呼吸筋」**といいますが、実は舌も呼吸筋の仲間だと考えられています。

呼吸筋としての舌の働き

舌は呼吸筋の一部だと言われても、多くの方はピンと来ないでしょう。

肺自体は風船のようなもので、自分で膨らんだり、縮んだりできません。そこで活躍するのが、呼吸筋です。

呼吸筋のなかでも、とくに大切な役割を果たしているのは**横隔膜**。胸郭の底をドーム状に覆っています。横隔膜は「膜」ではなく筋肉。焼肉で焼いて食べる「ハラミ」や「サガリ」は、牛の横隔膜の部分です。

息を吸うときには、横隔膜が収縮して下がり、胸郭のボリュームが広がります。同時に、肋骨につく外肋間筋が胸郭を引き上げながら広げます。

息を吐くときには、横隔膜が緩んで上がり、胸郭のスペースが狭くなります。同時に、外肋間筋の内側にある内肋間筋により、胸郭は下がりながら狭くなります。

このように呼吸筋の主役である横隔膜や肋間筋と、**舌は筋膜を介して連携しています**。

息を吸うときは、横隔膜が収縮するより一瞬だけ先に、**舌の筋肉が前方へと動き、息を吸うことを助けています**。

そして息を吐くときは、横隔膜が緩むより一瞬だけ先に、舌の筋肉が後方に移動して、息を吐くことを助けています。

横隔膜などと連携しながら、**舌はリズミカルに動き、酸素と二酸化炭素のガス交換を手助けしているのです**。大きく深い呼吸をすることで舌も大きく動き、呼吸機能もアップします。

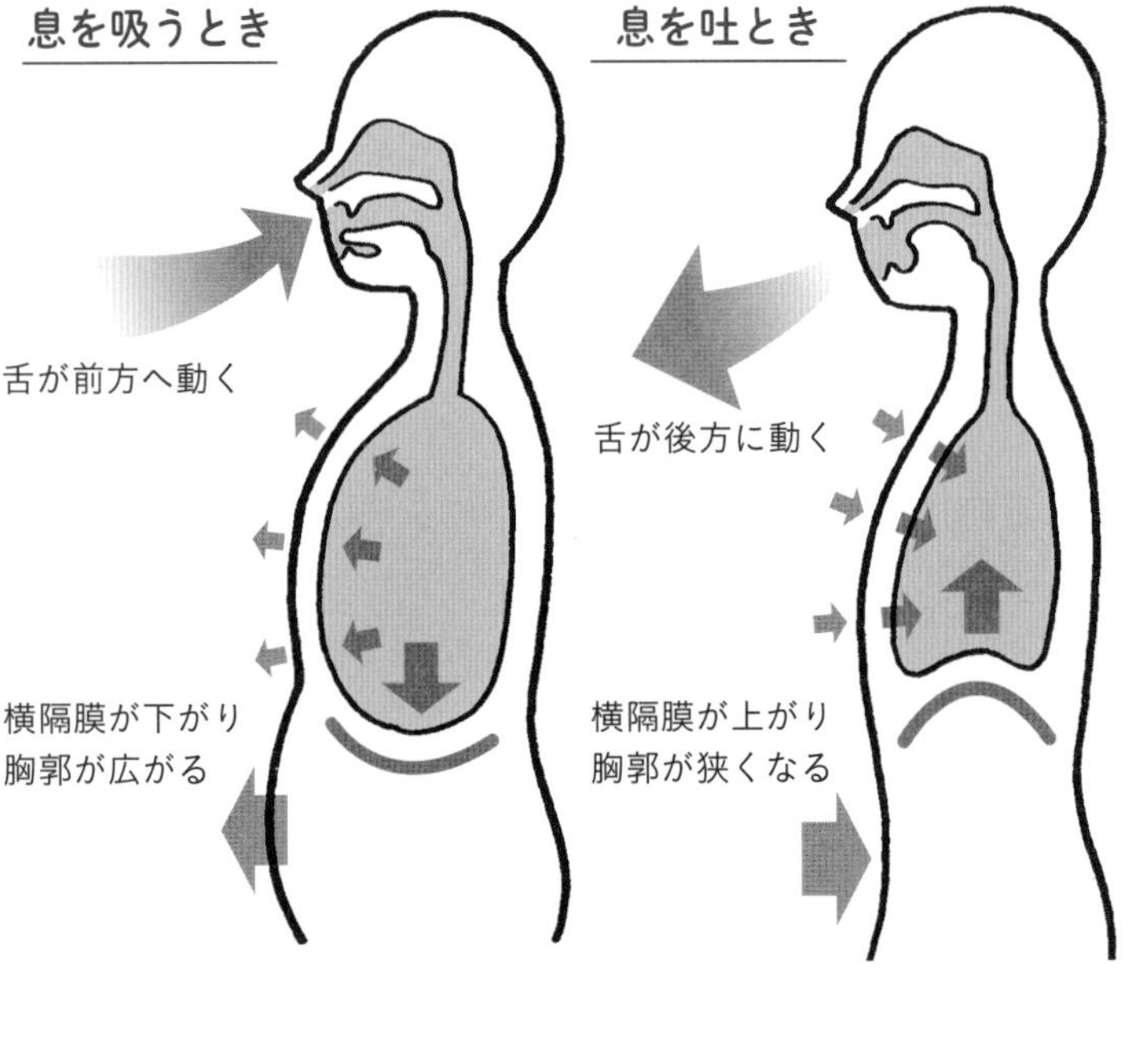

息を吸うとき
舌が前方へ動く
横隔膜が下がり
胸郭が広がる
息を吐とき
舌が後方に動く
横隔膜が上がり
胸郭が狭くなる

舌が促す鼻呼吸こそ、本来の呼吸

そして舌には、**鼻呼吸を促す**という大事な役割があります。

そもそも呼吸は鼻で行うもの。口呼吸をするのは、哺乳動物ではヒトだけであり、他の哺乳動物は鼻呼吸しかしていません。

他の哺乳類とヒトとの大きな違いは、ヒトだけが言葉を発するということ。ヒトも新生児のときは鼻呼吸だけをしているのですが、**言葉を発するようになると、口呼吸となる機会が増えてくる**のです。

舌力の低下で大きな問題となるのは、鼻呼吸から口呼吸に変わりやすくなる点。舌を使う機会が減って衰えてしまい、呼吸筋として正しく機能してくれないと、横隔膜などを駆使する深くゆったりとした鼻呼吸ができなくなり、それを補うために浅く速い口呼吸がメインとなりやすいのです。

また、**舌が衰えると呼吸に合わせた横隔膜の上下運動がスムーズにできなくなり、**

胸郭が上がったままで、猫背など不良姿勢や肩こりなどの原因になります。真正面から見て肩が上がったり、首が短くなったりしている人は要注意。胸郭が上がりっぱなしになり、舌も横隔膜も自在に使えなくなっている恐れがあります。試しに、下アゴを引き、肩をすくめて首に力を入れた状態で息をしてみてください。深呼吸はおろか、唾液をゴックンと飲み込むことすら難しいとわかるはずです。

口呼吸がクセになり、すっかり染み付いている現代人が、吸うときも吐くときも鼻呼吸をするのはちょっと大変でしょう。

しかし、口呼吸の悪いクセを、鼻呼吸へと早期に正しくスイッチするためには、「鼻から吸って鼻から吐く」という意識付けが重要。

タイミングはいつでもＯＫですが、起床直後、入浴後、就寝前などに、「鼻から吸って鼻から吐く深呼吸を10回する」などとマイルールを決めておくと継続しやすいでしょう。

鼻呼吸が持つ6つのメリット

ここまで鼻呼吸について述べてきましたが、そもそも鼻呼吸には、どんなメリットがあるのでしょうか。５つまとめました。

メリット1　空気清浄機、加湿加湿器

成人が、１回の呼吸で取り入れる空気は、およそ５００㎖（ペットボトル１本分）。安静時、１分間の呼吸数を15回とするなら、１日で合計２万回以上の呼吸をしている計算。出入りする空気量は、１万ℓを超えます。

出入りするこれだけ大量の空気に対して、**鼻はまず空気清浄機として働いており、ホコリや微生物といった有害な異物を、鼻毛や粘膜などのフィルター作用で絡め取ってブロックしてくれます**。ですから、鼻毛が出ないように短く切るのはＯＫですが、鼻毛を抜きすぎるのはＮＧです。

同時に加温加湿器としても機能しており、鼻毛や鼻の粘膜で、冷たく乾燥した外気

を加温加湿したうえで、気道を介して肺へと送り込んでいます。鼻を通っている間に、外気は瞬時にして湿度100％、温度37度に調節されています。

メリット2　肺の呼吸機能を上げる

鼻や副鼻腔の粘膜からはNO（一酸化窒素）が絶えず分泌されています。**NOには、気道や肺の血管を拡張させて呼吸をスムーズに進める働き**があります。また、**殺菌や抗ウイルス作用が高く感染症の予防効果もある**こともわかっています。ゆったりとした鼻呼吸によりNOは安定して体内に取り込まれていきます。

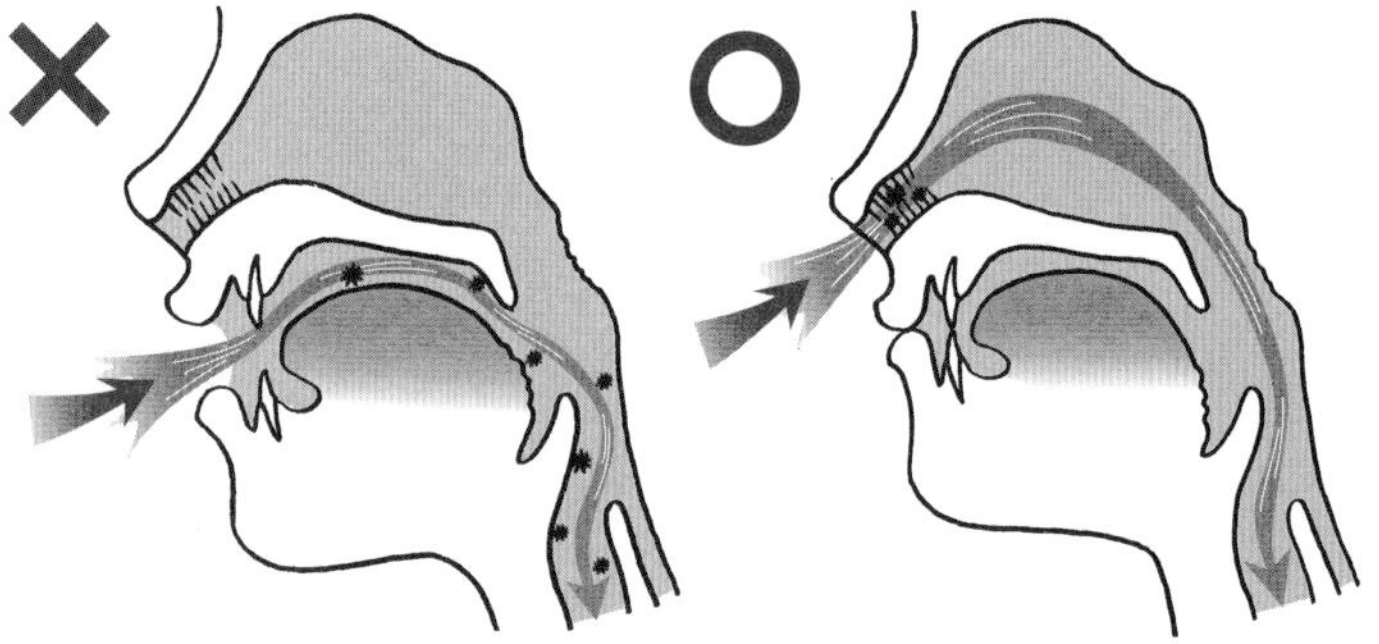

鼻は、出入りする空気からホコリや微生物などの有害な異物をブロックしてくれる。また、加温加湿の役割もしている。

メリット3　細胞への酸素供給量を上げる

口呼吸では、いくら呼吸をしても、脳や筋肉をはじめとする体内の細胞に必要な酸素が十分に行き届かなくなる恐れがあります。

そのカギを握っているのは、二酸化炭素。

口呼吸だとハアハアと浅い呼吸で必要以上に二酸化炭素を排出してしまい、血中の二酸化炭素濃度が下がってＰＨがアルカリ性に傾きやすくなり、赤血球から酸素を切り離しにくくなります。

血中の二酸化炭素の濃度が下がると、心臓から全身へ血液を運ぶ血管が収縮してしまうため、血流が悪くなります。炭酸ガス（二酸化炭素）入りの入浴剤で血行が良くなるのは、血中の二酸化炭素濃度が上がり、血管を拡張させるからです。

鼻呼吸では、限られた空間のなかで空気を交換するため、口呼吸に比べて気道抵抗が1・5倍ほど大きくなり、その結果呼吸量が減ります。すると排出される二酸化炭素量もダウン。**血中の二酸化炭素が適正量に保たれ、全身の細胞への酸素供給量がおよそ20％増えるとされています。**

メリット4 感染症やアレルギーを予防

寒くなると空気が乾燥し、風邪やインフルエンザなどの感染症にかかりやすくなりますが、口呼吸をしているとそのリスクは高くなります。鼻での空気清浄機、加温加湿機能が働かず、雑菌やウイルスが、冷たい空気とともに直接気道に入ってくるためです。カラダは冷えて血流が悪くなり、肺の呼吸機能も低下、細胞への酸素供給量も減少し、全身の免疫機能が落ちてしまいます。**風邪をひきやすい、頻繁に扁桃炎《へんとうえん》が起こる、毎年必ずインフルエンザにかかる、という人はまず鼻呼吸を徹底してみましょう。**

花粉症や喘息などのアレルギー疾患の患者さんを診察してみると、ほとんどの人が口呼吸になっています。おそらく**鼻呼吸でブロックされるはずのアレルゲン（ホコリ、花粉など）が、口呼吸だと直接体内に入ってくるから**でしょう。口呼吸がアレルギー疾患を発症する原因の一つであることを示唆するデータもあります。

京都大学大学院医学研究科と滋賀県長浜市が共同で行っている「ながはま0次予防コホート事業」によると、参加者のおよそ6人に1人が口呼吸をしており、口呼吸をする人はしない人に比べて喘息に約2倍なりやすいことがわかりました。

これは、アレルギー性鼻炎を持っている人の喘息のなりやすさと同等であり、さらにアレルギー性鼻炎を持っている人が口呼吸をすると、喘息のなりやすさはおよそ4倍にまで跳ね上がることも同時に示されています。

メリット5　脳の冷却器

「頭寒足熱《ずかんそくねつ》」という言葉があるように、頭は常に冷やされているべきですが、そのためにも鼻呼吸はひと役買っています。

頭蓋骨には、大事な脳が収められています。脳の重さは体重のわずか2％ほどですが、1日に消費しているエネルギーのおよそ20％を脳が使っています。

脳を構成している1000億個もの神経細胞はつねに大量の情報を処理しており、そこで多くのエネルギーを代謝するため、大量の熱が生じます。**脳の機能を保つには、この熱を冷ますことが大切**なのです。

脳と同じように大量のデータを扱う現代のデータセンターでも、機器から発生する熱をいかに冷ますかが大きな課題となっており、データセンターで消費する電力のおよそ半分は冷却に使われているそうです。

脳の温度が上がりすぎると脳の機能が下がるため（熱中症で脳の温度が上がりすぎると中枢神経障害が起こり、最悪のケースでは死を招きます）、ヒトには「選択的脳冷却機構」という仕組みが備わっています。これは、体温とは独立して、脳を優先的に冷やす仕組みのことです。

鼻腔《びくう》の奥には、脳とつながる多くの毛細血管が通っており、鼻呼吸で鼻腔を冷たい空気が通過すると、気化熱を奪う〝打ち水効果〟によって加熱しやすい脳を適度に冷やすことができるのです。

メリット6　嗅覚や味覚の機能を上げる

鼻の奥には、「嗅毛《きゅうもう》」と呼ばれる小さな毛が無数に生えており、ニオイを感じています。この鼻の嗅覚は、舌の味覚とも密接な関連性があります。

風邪をひくと、何を食べても美味しく感じられなくなります。私たちは、舌だけで味わっていると勘違いしていますが、**実は鼻で食べものの香りを探知し、味覚＋嗅覚で食べものを味わっているのです。** そばやワインのように、香りを重視する食べものや飲みものも多くあり、「食べものの美味しさの8割は嗅覚、2割が味覚」と主張する味覚の専門家もいるほどです。

嗅覚の重要性を教えてくれるのが、夏のお楽しみであるカキ氷。

屋台のカキ氷には、イチゴ、メロン、レモンなどの種類がありますが、シロップの主原料はいずれも「果糖ブドウ糖液糖」などの甘味料。つまりベースとなる味は同じなのです。

イチゴ味にはイチゴの香りを感じさせるフレーバー（香料）、メロン味にはメロンのフレーバーが添加されており、さらにイチゴ味には赤い着色料、メロン味には緑の着色料が使われているため、イチゴ味はイチゴ、メロン味はメロンの味がするのです。

第6章

舌で神経も休まる眠り

快眠を妨げるいびきも、舌力の低下から始まる

健康の基本のキは、量質ともに十分な睡眠。睡眠には心身の疲れやストレスを癒して、記憶や学習を進め、アンチエイジングを助ける作用もあります。

その大切な眠りを邪魔する天敵が、**いびき**。

日本のいびき人口は、少なくとも２０００万人以上、ことに**中高年男性のおよそ6割はいびきをかく**とされています。いびきというと肥満の男性に多い印象ですが、やせている女性でもいびきは起こります。

いびきも軽いうちは自分では気づきにくいので、パートナーや配偶者などに指摘されて気づくケースがほとんどでしょう。

いびきとは、**睡眠中に舌やのどの奥の筋肉が緩んで気道が狭くなり、呼吸で空気が出入りするたびに粘膜が震えて起こる乱気流音**です。

睡眠呼吸障害のセルフチェックリスト

- ☑ 朝から頭がボーッとしている。頭重感がある
- ☑ 日中、よく居眠りをする
- ☑ 集中力が低下しやすい
- ☑ 昔よりも疲れが取れにくくなった
- ☑ 起床時に口のなかが乾いている（ドライマウス）

仰向けになると、重力で舌やのどの奥の筋肉が下がり、気道が狭くなるため、空気の通りは多少悪くなります。ところが、後述するような理由により、**より気道が狭くなると、いびきが生じる**のです。

いびきがあると、**呼吸が乱れて体内に必要な酸素が供給されなくなるため、睡眠による健康へのポジティブな作用が期待できなくなります。**

とくに、上に挙げたような自覚がある方は、いびきを伴う、睡眠呼吸障害を起こしている可能性があります。

いびきは、いろいろな要素が絡み合って現れます。

なかでも次の4つが大きく関与しています。

❶**舌力の低下**　落ち舌、口呼吸がクセになっている
❷**骨格**　アゴが小さい、首が短く太い、歯列が狭い
❸**のどの形状**　扁桃腺が大きい、のどちんこが長い・大きい
❹**肥満**　首周りに体脂肪がついている

真っ先に問題になるのは、❶舌力の低下です。

加齢に伴い、いびきをかく人は増えてきます。その背景にあるのが、舌力の低下。第2章で触れたように、30代以降で運動不足だと筋肉は衰えやすくなります。舌も筋肉ですから、咀嚼を意識するなどして鍛えていない限り、舌力は少しずつ低下していきます。

とくに、若いときはいびきをかかなかったのに、歳を重ねるとともにいびきをかくようになった人は、年齢とともに舌力が低下し、落ち舌となっていることが大きな要因と考えられます。

❷骨格と❸のどの形状は、遺伝や幼少期の過ごし方によってある程度決まっており、

生活習慣を変えたとしても、大きく変わることはありません。ですから、思い当たる点が少しでもあったら、いびきをかいていないか、パートナーや配偶者などにヒアリングをしながら、人一倍注意するようにしてください。ことに、日本人を含めたアジア人は、❷骨格的にいびきをかきやすい（平たい顔で鼻が低く頭部の奥行きが浅い、アゴが小さく口腔が狭い）と言われています。

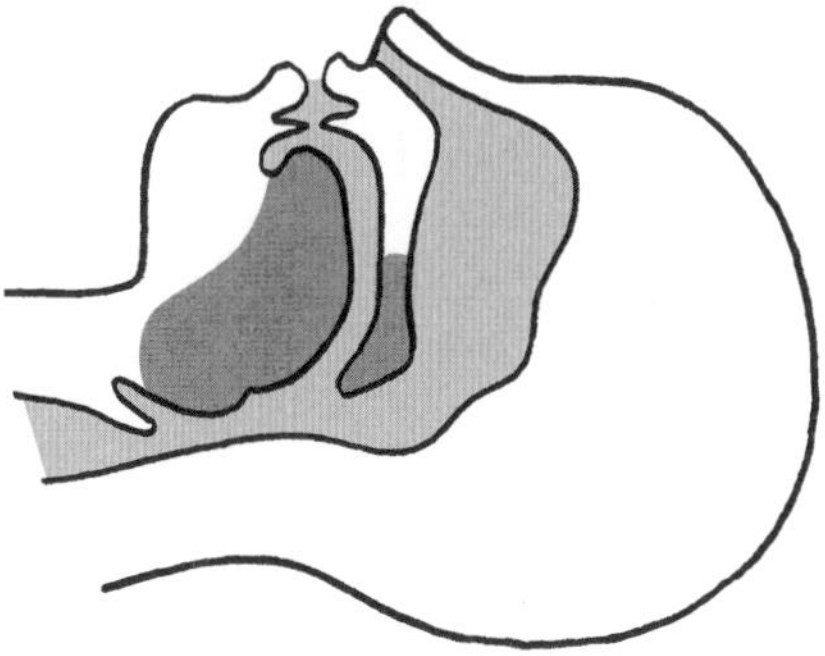

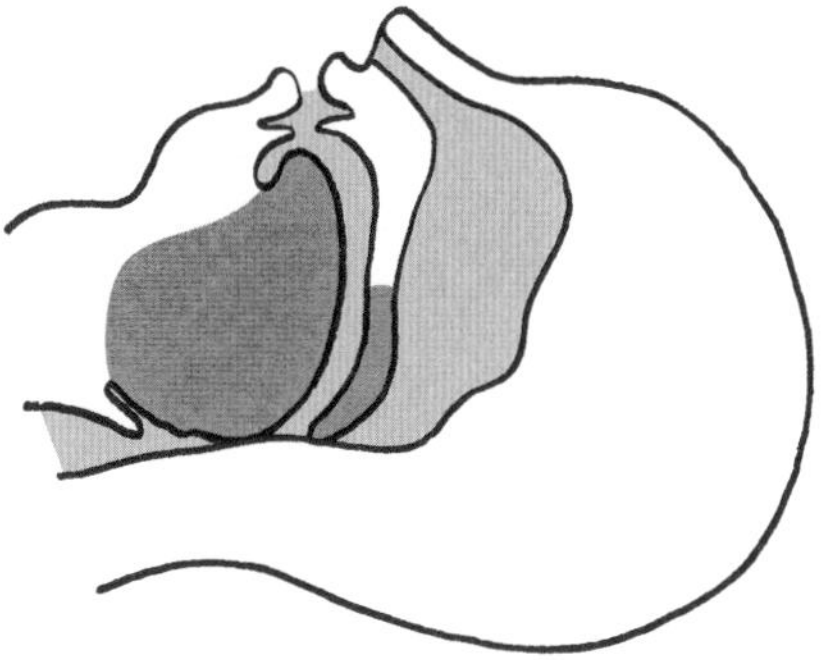

また、加齢とともに、筋肉が減ってくると、太りやすくなります。

私たちが1日に消費しているエネルギーのおよそ60％は、基礎代謝。呼吸、消化吸収、血液循環、体温維持といった生きるために必要な機能をまかなうために消費されています。その20％を担っているのが、**筋肉**。ですから、筋肉が減ると基礎代謝も消費エネルギーもダウンしやすくなり、その分だけエネルギー過多となりやすく、体脂肪がつきやすくなるのです。

❹肥満で体脂肪がつくと、気道も狭くなりやすくなります。太ってきて、とくに**二重アゴになるなど、首まわりに脂肪がついてきたら、気道のまわりにも脂肪がついている可能性が高い**でしょう。

中高年になると、女性もいびきをかきやすい

いびき人口の男女比はおよそ2：1。女性でいびきをかく人は男性の半数ですが、

女性では中高年になるといびきがひどくなる傾向にあります。

そのきっかけとなるのは、閉経です。

閉経でいびきがひどくなるのは、卵巣から分泌される女性ホルモン（エストロゲン）が減少するため。

エストロゲンには女性の生殖に関わる機能を保つ働きがありますが、それ以外にも**舌筋を緊張させる働き**があります。閉経前の40代からエストロゲンの分泌量は減少し、閉経後は分泌がほぼなくなるため、**舌筋が緩んで落ち舌が起こりやすくなり、いびきがひどくなる**のです。

さらに、エストロゲンには、お腹の中の内臓脂肪の代謝を促し、お腹に体脂肪をつきにくくする作用もあります。

閉経後、エストロゲンの働きが失われると、余った脂肪は内臓脂肪にも誘導されやすくなります。女性に多い洋ナシ型（皮下脂肪型）肥満から、男性に多いリンゴ型（内臓脂肪型）肥満へとスイッチしやすくなるのです。

リンゴ型肥満では、内臓以外でもあちこちに脂肪が蓄積するようになります。その蓄積先の一つが、舌や気道のまわり。

お腹が内側からせり出すほど太ってきたら、若い頃よりもいびきが起こりやすくなっていると覚悟したほうが良いでしょう。

お酒、タバコ、鼻の病気はいびきを悪化させます

この他、いびきをひどくするものを3つ挙げましょう。

まず、お酒。つまりアルコールです。

かつては「酒は百薬の長」という言葉もあり、少量のアルコールは健康に良いと考えられてきました。しかし現在では、たとえ少量でも、体質によっては健康を害することがわかってきました。

いびきに関して言うなら、アルコールは飲まないのがベスト。

普段はいびきをかかないのに、お酒を飲んだときだけ、いびきが出るという人もいます。その理由は、舌を動かす舌下神経の働きが鈍り、舌が緩みやすくなること。ア

ルコールを摂取しすぎると、鼻粘膜が腫れて鼻づまりを起こしやすいことなどで、いびきが起こりやすくなります。

続いては、タバコです。アルコールに関しては、少量なら健康に良いという主張もまだまだ散見されますが、タバコに関しては「百害あって一利なし」との結論が出ています。**喫煙者でいびきの出る確率は、非喫煙者の約2倍**という報告があります。タバコの煙により鼻やのどの粘膜が炎症を起こし、気道が狭くなるためと考えられます。それ以外にも、タバコには発がん性もあるため、喫煙者は禁煙をするのが急務です。飲酒もがんの誘因ですから、節酒・禁酒を考えてください。

最後に、鼻中隔彎曲《びちゅうかくわんきょく》、副鼻腔炎《ふくびくうえん》、アレルギー性鼻炎などの鼻づまりを伴う病気があると、睡眠中はほとんど口呼吸となります。

その結果、落ち舌となり、いびきが出やすくなります。また、睡眠中は口呼吸では、のどの壁が内側へ引き寄せられやすくなるため、気道が狭くなることも誘因となります。

こうした鼻の病気に関しては、専門医に相談して治療を考えてみましょう。

ひどいいびきは睡眠時無呼吸症候群（SAS）のサイン

いびきを伴う睡眠呼吸障害でいちばん怖いのは、ひどくなると**「睡眠時無呼吸症候群（SAS）」**に進行するリスクが高まることです。

寝ている間は誰でも、起きているときと比べると呼吸は弱くなりますから、体内へ取り込まれる酸素の量は少なくなります。

しかし、気道が狭くなりすぎると、息が止まりかけたり、完全に止まることを繰り返し、体内に必要な酸素を取り込めない状態に陥ります。これがSAS。

問診などでSASが疑われる場合、睡眠ポリグラフ検査を行います。1時間あたりの無呼吸と低呼吸を合わせた回数である無呼吸低呼吸指数（AHI）が5以上で、いびきや日中の眠気といった自覚症状がある際にSASと診断されます。

SASが社会的に注目されたのは、危険な居眠り運転の原因となったからです。2003年のJR山陽新幹線の居眠り運転事故、2012年の関越自動車道高速バス居眠り運転事故では、どちらもSASが背景にあったとされています。

SAS患者が、運転中に眠気を感じる割合は、そうでない人と比べて約4倍で、居眠り運転が約5倍多くなるという報告もあります。こうした危険性から、運輸業界などでは定期的にSASの有無を調べる検査が行われています。

居眠り運転は多くの人を危険にさらしますが、それ以外でも本人にも重大な事態をもたらすリスクがあります。

日本人の死因の上位を占めるのは、心臓病と脳卒中（82ページ参照）。**SASでは、両者のリスクが大きく上がります。**

SASの患者さんは、呼吸が止まるたびに息苦しくて脳が目覚めてしまう覚醒反応により、自律神経のうち、交感神経が興奮します。

交感神経には血管を縮める働きがあるため、血圧が高くなります。

アメリカで一般住民を対象に行われた睡眠呼吸障害の大規模な研究である「ウィスコンシン睡眠コホート」によると、ＳＡＳによる高血圧の発症リスクは、そうでない人と比べて１・４〜２・９倍になるとされています。

高血圧になると、血管の内皮細胞がダメージを受け、動脈硬化が起こりやすくなります。

心血管が動脈硬化を起こして詰まると心臓病、脳血管が動脈硬化を起こして詰まると脳卒中などを招き、突然死という最悪の結末を迎える恐れもあるのです。

姿勢を整えれば、いびきやＳＡＳリスクが軽減

舌力を上げて落ち舌をリセットし、ダイエットで体脂肪を減らし、飲酒・喫煙・鼻の病気を抑えられたら、いびきやＳＡＳのリスクは確実に軽減できます。

さらにもう一つ、**いびきやＳＡＳのリスクを軽減するカギは姿勢を整えること**です。

筋肉は大きく分けると、カラダの表面にある**アウターマッスルと深部にあるインナ**

ーマッスルの2つがあります。インナーマッスルはカラダの深いところで、**体幹を支えて姿勢を保持する働きがあります**。つまり、インナーマッスルが弱ると、肩甲骨が離れて猫背になったり、骨盤が後傾して腰が丸まり、かかと重心の不良姿勢になったりしてしまいます。

舌の筋肉はカラダのトップにあるインナーマッスルの一つで、ディープ・フロント・ライン（39ページ参照）で繋がっているため、不良姿勢は落ち舌に直結します。重たい頭とのバランスは崩れ、下アゴが突き出し気道が狭くなります。噛み合わせや顎関節の不具合も起こしやすくなります。

つまり**インナーマッスルを鍛え、姿勢を整えることが、落ち舌を防ぐカギ**。さらに舌を鍛えることで、首まわりがすっきり伸び、気道が広がります。猫背もリセットされ胸郭も広がりますから、呼吸もラクになってきます。正しい姿勢で深い呼吸ができればいびきも減り、ＳＡＳのリスクも軽減することができるのです。

鼻呼吸で吐く息を意識して副交感神経に働きかける

気持ちが高ぶって眠れないときは、知らない間に落ち舌になり、浅い口呼吸になっています。**舌を上アゴにつけて深い鼻呼吸に切り替えるだけで、気持ちが落ち着いて寝入りやすくなります。**

そのメカニズムに関わるのは、再三登場している自律神経。日中は、交感神経が優位になり、心身を活性化。日が落ちると今度は副交感神経が優位になり、心身をリラックスモードへと誘ってくれます。

ところが、現代ではストレスが増え続けており、夜型生活が定着して夜になっても真っ昼間のように活動的で刺激的な環境が整っています。なかには、昼夜が完全に逆転したような生活を送っている人もいます。

日中のストレスを解消できなかったり、日が落ちても明るく刺激的な環境に置かれたりすると、**いつまで経っても交感神経が優位なまま**。日が落ちてからも興奮醒めやらず、副交感神経へ切り替わらないため、入眠しにくくなり、眠れたとしても眠りが浅くなり、睡眠の質が下がりやすくなります。ＳＡＳの背景の一つにも、就寝のタイミングになっても交感神経から副交感神経へとスムーズに切り替わらないことが挙げられます。

そこで有効なのが、**舌を上アゴにつけて深い鼻呼吸を習慣化すること**。

自律神経は無意識に働きますから、自分で意図的にコントロールするのは難しいもの。**自律神経をコントロールする貴重な手がかりとなるのが、呼吸**です。

呼吸は夢中になって仕事をしているときでも、ぐっすり寝ているときでも、24時間止まることはありません。一方、ヨガやピラティスのように意識して息を深くすることもできます。呼吸に関わる横隔膜や肋間筋、そして呼吸筋でもある舌の筋肉も、**自らの意思で動かせる「随意筋」**だからです。

息を吸うときには交感神経、吐くときには副交感神経が優位に働いています。

気分が落ち込んでいるとき、ヒトは無意識のうちにため息をつきます。それによって副交感神経が働くようになり、カラダの血流が良くなって緊張状態がほぐれて、ストレスをやわらげるからです。「ため息をつくと幸せが逃げる」と俗に言いますが、**ため息、つまり息を吐くことは、無意識に行っているストレス解消法**なのです。

ですから、ストレスで交感神経が興奮して眠れないときには、鼻からゆっくりと息を吐いて副交感神経優位に切り替えて、穏やかな眠りへと誘ってあげましょう。

就寝前に行うと安眠しやすくなる、とっておきのトレーニング**「左右両手・両腕のばし」**をご紹介します。

ヨガには、**「ナディショーダナ」**と呼ばれる片鼻呼吸があります。左右交互に小鼻を片手で抑えて、片鼻で吐く息を意識してゆったりとした呼吸を行うのです。

ヨガでは、右鼻で呼吸をするときは交感神経、左鼻で呼吸をするときは副交感神経が優位になると考えられています。とくに気分が高ぶって眠れない夜は、いつもの鼻呼吸に加えて**片鼻呼吸を左右10回ほど行うと、自律神経のバランスが整い、リラックスして入眠できる効果**が期待されます。

おまけトレーニング 2

左右両手・両腕のばし

眠りも呼吸もより良くするトレーニングです。

深呼吸により、心身をリラックスさせる副交感神経が優位になり、安眠しやすくなります。

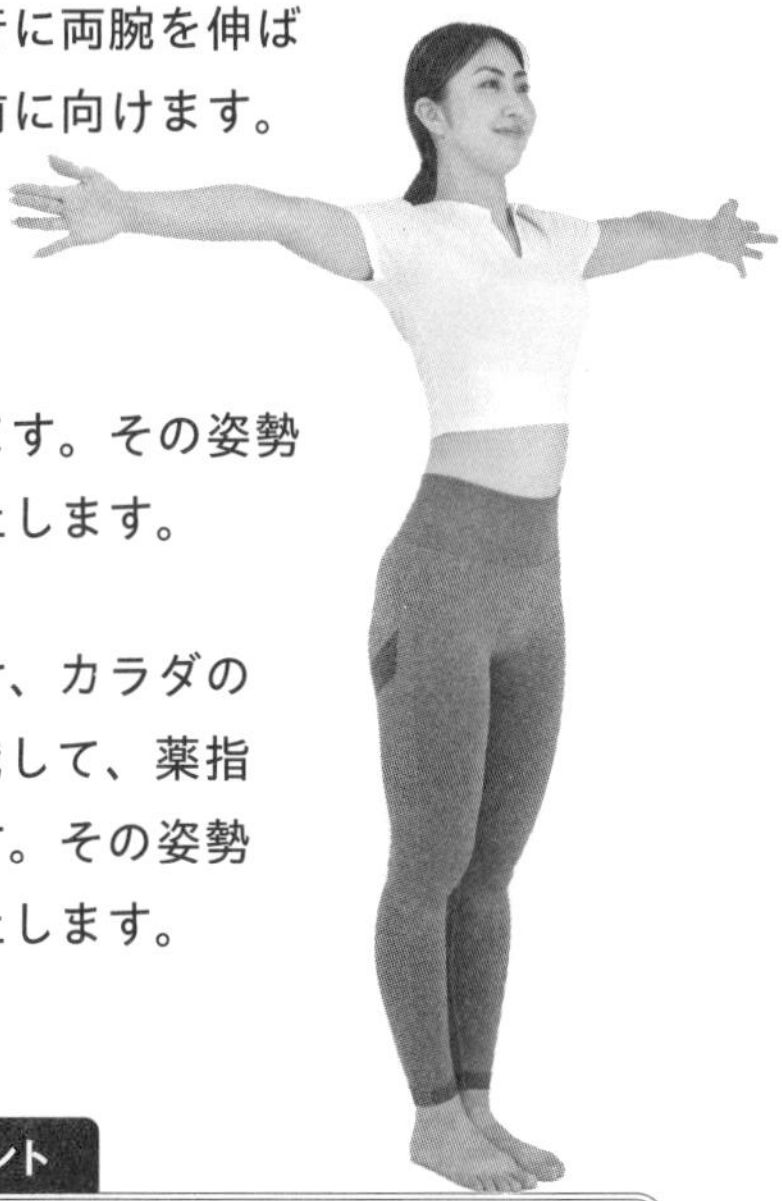

1 足先から首、頭頂部まで限界まで伸ばしたままで、胸を開いて地面と平行に両腕を伸ばします。手のひらを前に向けます。

2 カラダの前面（胸側）を意識して、人差し指を思い切り伸ばします。その姿勢で、鼻で深呼吸しながら30秒静止します。

3 手のひらを後ろに向け、カラダの後面（背中側）を意識して、薬指を思い切り伸ばします。その姿勢で、鼻で深呼吸しながら30秒静止します。

ワンポイント

下腹部の丹田（へそから指4本分下の奥）を意識しましょう。就寝前に大の字になって行うのも効果的です。

「バスタオル安眠枕」で眠りの質を高める

舌ストレッチを習慣化して、寝るときにいつも舌を吸盤のように上アゴにつける意識をもって入眠すると、いびきが軽減して質の良い眠りを得られます。

もう一つ大事にしてほしいのは、**寝るときの姿勢**です。

仰向けだといびきはひどくなり、横向きあるいはうつ伏せでは、いびきを軽減しやすくなります。仰向けだと重力で舌やのどの奥の筋肉が下がり、気道が狭くなるからです。そのため、横向き寝を促すクッションや抱き枕といったグッズが数多く販売されています。

しかし、横向きのまま同じ姿勢で一晩中寝ることはできません。横向きになって寝たはずなのに、気づくと仰向けで大いびきをかいていた……といったことも多々あるでしょう。なぜなら、寝ている間、私たちは無意識に寝返りをするからです。

平均的な寝返り回数は、1晩で20～30回。寝返りは、カラダの特定の部位に負荷がかからないよう無意識にしているもので、止めることはできません。

寝返りをしなければ、特定の部位が圧迫されて血流が悪化し、「床ずれ」が起こりやすくなります。じっと座った姿勢を続けると健康を損なうように、仰向け寝でも横向き寝でも、同じ体勢を続けるのは、カラダの大いなるストレスになるのです。

なかでも、長時間の横向き寝は、多くの人にとって不自然な体勢。

右向きで寝ていると、胃酸の逆流を防いでいる下部食道括約筋《かぶしょくどうかつやくきん》の圧力が低下し、胃食道逆流症（GERD）のリスクが高まります。また、左向きで寝ていると、左側にある心臓への負担が高まる可能性があります。

横向き寝の不自然な体勢をリセットするために、寝返りの回数が増えてしまうと、睡眠の質が大幅に低下してしまいます。

そこで大切なのが、**枕**。舌専門医としてお薦めしたいのは、仰向けに寝ても横向きに寝ても、ラクに呼吸や嚥下（唾液の飲み込み）ができる自分専用の枕。お金をかけず、お気に入りのバスタオルを用い、自らの体格やそのときの体調に合わせて自作できるのが特徴です（参考文献：未来歯科院長　川邉研次著『姿勢咬合セミナー』）。

この枕なら、仰向けでも下アゴが前方位を取り、気道が確保できるので、いびきを減らせます。横向きでも仰向けでも楽に呼吸や嚥下ができるため、寝返りの回数が減り睡眠の質が向上します。

頸部が伸展してアゴが引け、唇が自然に閉じるような枕の高さにすること、そして頸椎《けいつい》に圧がかからないようタオルの間に頭が収まるスリット（凹み）をつくることがポイントです。

バスタオル安眠枕のチェックポイント

・横向きのときカラダのラインが一直線になっているか？
・仰向けのとき背中が全部ついているか？
・肩と枕の下端が接しているか？
・仰向けのとき唾液をラクに飲み込めているか？
・血液が指先、脳まで流れているイメージを想像できているか？
・上アゴに舌がついているか？

快眠に導くバスタオル安眠枕のつくり方

① バスタオルを6枚用意。それぞれ長辺方向に四つ折りします。

② そのうち2枚をさらに短辺方向に三つ折りにします。

③ この2枚をそれぞれ1枚のバスタオルでくるみ、左右の土台にします。

④ 上から残りの2枚を重ねます。

⑤ 仰向けに寝て、唾液の飲み込みやすさや、お腹の張りを確認します。下アゴを前方に引き噛み合わせの位置（カチカチ当たる位置）を確認します。

⑥ 腕をクロスして横向きになり、肩に負担のない高さにします（頭と床が平行になるようスリットを入れて高さを調節）。

⑦ 再度仰向けで寝ます。そして再び唾液を飲み込み、お腹の張りを確認します。（下アゴが引けていると、奥歯が当たる位置が前方へ移動しているはずです）

①〜⑤

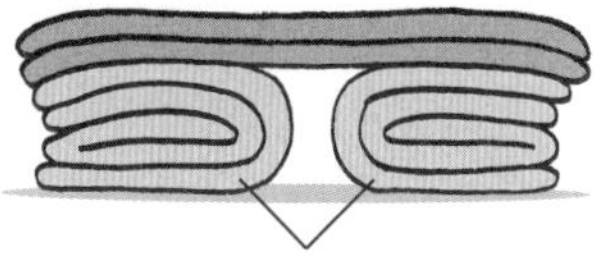

⑤〜⑥

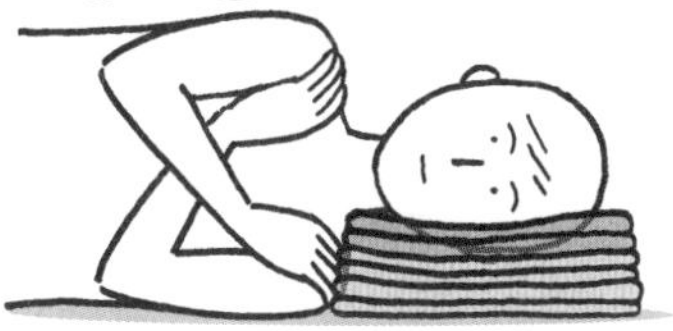

⑥

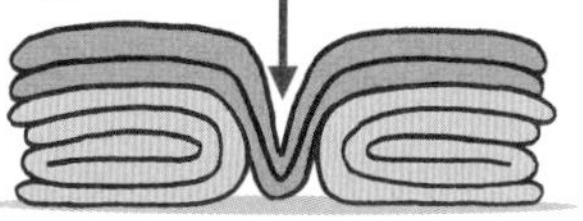

⑦

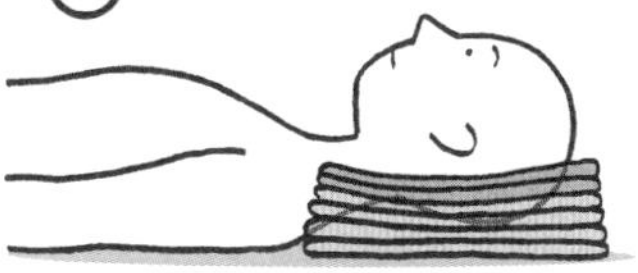

第7章

舌を動かすだけで若返る!

老化を遅らせ、若さを保つには

食べものを噛む＝歯の仕事と思われがちですが、咀嚼には舌の役割が欠かせません。すでに触れたように、咀嚼を餅つきにたとえると、口のなかが「臼」、噛み砕く歯が「杵」、咀嚼筋が「杵のつき手」、唾液が「打ち水」、舌が「こね手」です。

舌力が落ち、「こね手」の働きが弱まると、餅つき名人のような歯と舌の共同作業が崩れてしまい、噛む→つぶす→丸める→飲み込むという一連の動きに支障が出るようになります。オーラルフレイルの始まりです。それが進行すると食事を十分摂れなくなり、栄養不足に陥りやすくなります。すると、超高齢化社会を迎えて大きな問題となっているサルコペニア（筋肉減弱症）、ロコモ（運動器症候群）、フレイル（虚弱）のリスクを高めるのです。

これらのリスクを避けるために何よりも大切なのは、**舌力と咀嚼力をアップさせて食事をきちんと摂り、必要なカロリーと栄養素を満遍なく摂取すること。**それにより老化を遅らせ、若さを維持することができます。

特に、過不足なく摂っておきたい栄養素は、**タンパク質**。肉、魚、卵、大豆・大豆食品といった食材に含まれています。

筋肉も水分を除くと、ほとんどがタンパク質です。タンパク質は20種類のアミノ酸からなります。そのうち9種類は、体内では合成できない必須アミノ酸であり、必須アミノ酸が1種類でも足りないと、筋肉の合成が滞り、運動不足による筋肉の減少に拍車がかかります。筋肉が減ると基礎代謝が下がり、活動量も落ちてますます食欲がなくなる……という悪循環に陥ります。

舌力がキープされていれば、咀嚼力が求められるお肉だってモリモリ食べることができてタンパク質などの栄養素を十分補給できるので、サルコペニア↓ロコモ↓フレイルという負の連鎖を断ち切れるでしょう。

筋肉が多いと基礎代謝がアップ。活動量も増えて食欲も湧いてきます。よく食べて、よく飲むことで咀嚼力と舌力が維持される、という好循環が生まれるのです。

タンパク質の他にも、健康を維持するにはカラダの機能を整えるビタミンやミネラルも不可欠。咀嚼に問題があると、ミネラル、ビタミン、食物繊維などの摂取量も低くなり栄養バランスの崩れにつながっていきます。

のどの老化を予防できる

舌力の基準となるのが、最大舌圧（46ページ参照）。成人では、舌圧は30kPa以上あることが望ましいとされていますが、**噛まずに飲み込めるような柔らかい食事や介護食（きざみ食やミキサー食）をとっている人では、舌力が低下して舌圧20kPa未満の人が多く見受けられます**。

舌圧が20kPa未満になると、嚥下障害を起こしやすくなります。

舌圧がダウンし、噛む→つぶす→丸める→飲み込むという一連の流れに支障が出るとむせや嚥下障害を起こし、「誤嚥性肺炎」の引き金となります。

誤嚥性肺炎とは、6ページでも触れましたが、**食べかす、唾液、口腔内の細菌とい**

ゴックンテストのやり方

❶ 椅子に座ってラクな姿勢をとる

❷ 水をひと口飲み、口とのどを湿らせる

❸ 30秒間で、できるだけたくさん唾液を飲み込む

❹ 飲み込めた回数をカウントする

った本来入ってはいけないものが気管に流れ込み、その先の肺で炎症が生じるもの。日本人の死因の第5位は肺炎であり、多くは高齢者の誤嚥性肺炎です。

嚥下障害につながる「のどの老化」を手軽にチェックする方法に、「ゴックンテスト」があります。一定時間内に、唾液をどのくらい「ゴックン」と飲み込めるか（空嚥下回数）をチェックする方法です（上表）。

高齢者の平均は、30秒間で6回程度。これが3回以下だと要注意で、2回以下だと誤嚥を起こす可能性があります。

嚥下障害を起こさなくても、**舌力が低下すると飲み込みが不十分になり、食べこぼしが増えたり、滑舌が悪くなったりすることもあります。**

健常者からすると一見些細なことのように思えます

が、当人にとっては不快なこと。積み重なると、他の人と一緒に食事をしたり、会話をすることを避けるようになり、人との交流が少なくなっていきます。

社会とのつながりが低下すると、精神的にも落ち込み、ますます引きこもりがちになるという負の連鎖を起こし、最終的には身体的なフレイルにつながります。


私の父も若くて元気なときはとても社交的なタイプでした。外食も楽しんでいましたが、高齢になり、食事をこぼしやすくなると、人と食事をするのが嫌になったのか、「外食をしたくない」と自宅に引きこもるようになりました。それが父のフレイルの始まりでした。

舌ストレッチを行い、食べ応えのあるものを、たくさん咀嚼しながら美味しく味わい、舌力の低下を防ぐようにしましょう。

表情豊かで魅力のある笑顔になり、見た目年齢を若返らせる

舌が衰えると、顔や首にたるみやシワなどが増えて老け顔になり、「見た目年齢」が上がることにもなりかねません。

とくに、**舌骨周囲の筋肉がたるむと、ほうれい線が濃くなる、二重アゴになる、フェイスラインが不明瞭となる、首のシワが目立つといった変化が起こり、老け顔になります**。

顔の印象を左右しているのは、**表情筋**。目、口、鼻などを動かし、文字通り、表情をつくっている筋肉であり、20種類以上もあります。おもな表情筋を次ページに載せました。

骨格筋は、関節をまたいで骨と骨についていますが、表情筋は骨と骨ではなく、一方の端が皮膚とつながっている「**皮筋**《ひきん》」の代表格。しかも薄くて細かい筋肉のため、

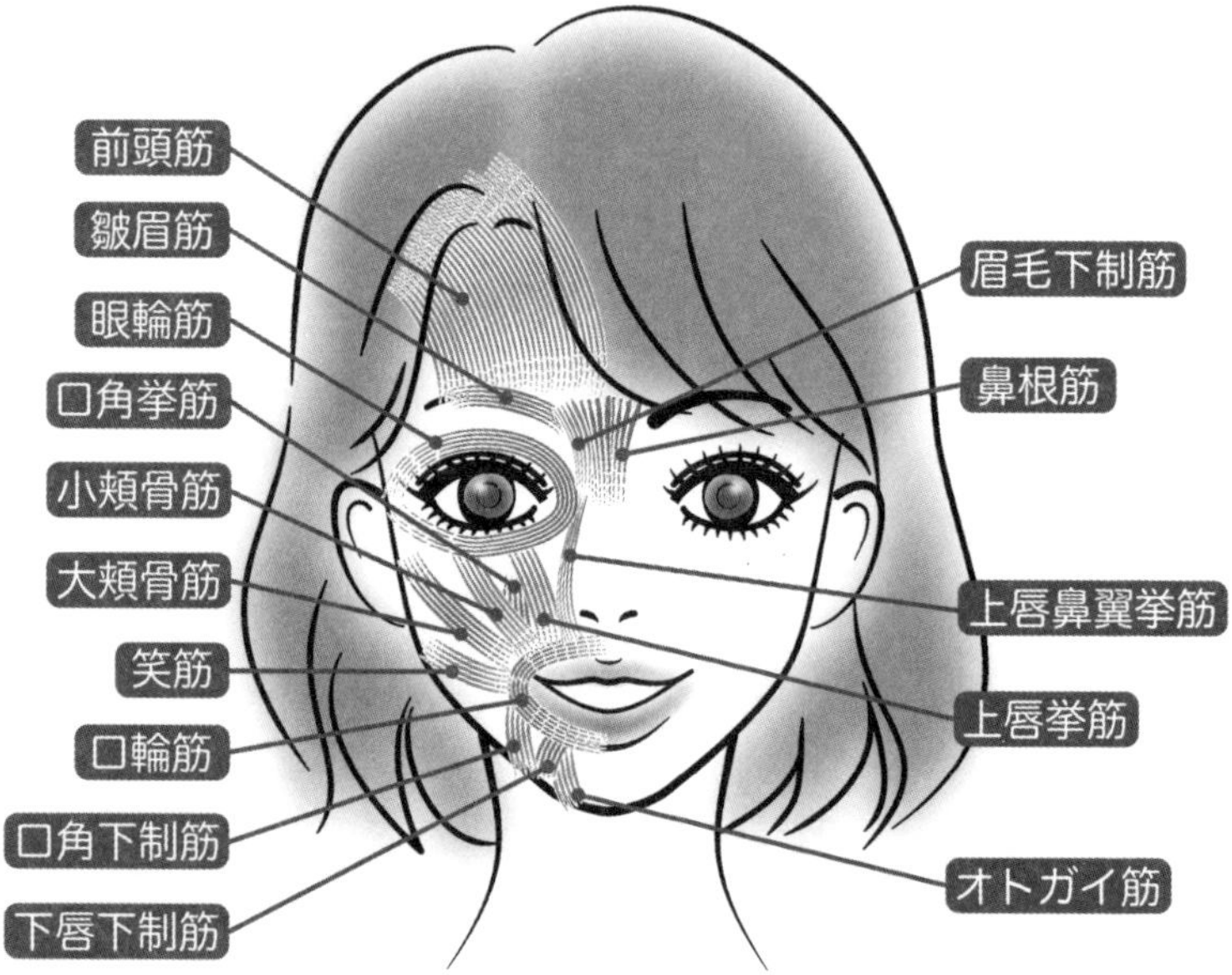
前頭筋
皺眉筋
眼輪筋
口角挙筋
小頬骨筋
大頬骨筋
笑筋
口輪筋
口角下制筋
下唇下制筋
眉毛下制筋
鼻根筋
上唇鼻翼挙筋
上唇挙筋
オトガイ筋

出典：illust AC

おもな表情筋

前頭筋	顔全体を引き上げる
眉毛下制筋	眉毛を引き下げる
皺眉筋	眉間にシワをつくる
眼輪筋	眉を上げてまぶたを開閉する、目をパッチリにする
鼻根筋	鼻根部にシワをつくる
大頬骨筋	口角を外上方に上げ、頬をリフトアップする
小頬骨筋	上唇を外上方に引き上げる
口角挙筋	口角を引き上げる
上唇挙筋	上唇を引き上げる
上唇鼻翼挙筋	上唇と鼻翼を引き上げる
笑筋	口角を横に広げ、えくぼをつくる
口輪筋	口を閉じ口元の表情をつくる
口角下制筋	口角を引き下げる
下唇下制筋	下唇を引き下げる
オトガイ筋	下アゴのラインを引き締める

鍛えにくいという特徴があります。とくに日本人は表情筋をあまり使っていない民族と言われています。それは話す言語に関係がありドイツ語を話す時は表情筋の80％が動くのに対し、日本語では20％程度しか使っていないからだそうです。

頭部の筋肉でもっとも動く**舌を舌ストレッチで鍛えると、筋膜を介して連携している表情筋が引き締まっていきます**。

さらに、表情筋の働きは、表情をつくったり、咀嚼に関わったりするだけではありません。**血流や免疫や老廃物の排泄に関わるリンパの流れを促しています**。

血液やリンパの流れは、周辺の筋肉の伸縮でサポートされています。無表情がクセになったり、柔らかい食べものばかりを噛まずに飲み込み、咀嚼筋や舌の機能が落ちたりすると、血液もリンパも流れが滞ります。その結果、顔や首に老廃物が溜まり、むくみ、シワ、シミ、クマの原因になります。

舌ストレッチをすると、表情筋も咀嚼筋も刺激され、**血液やリンパの流れが促されて老廃物の排泄も進みます**から、老け顔の元凶となるむくみ、シワ、シミ、クマが目立ちにくくなります。また、二重アゴも解消され、フェイスラインが明瞭になり、小顔に見えやすくなります。口角が上がって微笑んでいるモナリザの顔が理想です。

おまけトレーニング 3

ほうれい線もみほぐし

大・小頬骨筋、笑筋、口角挙筋、口輪筋、上唇挙筋を刺激し、ほうれい線解消を狙います。

A

左右の人差し指でほうれい線の下端（口角横）を押さえます。口角横、中、小鼻横の3カ所をゆっくりもみ上げます。（3カ所×5往復）

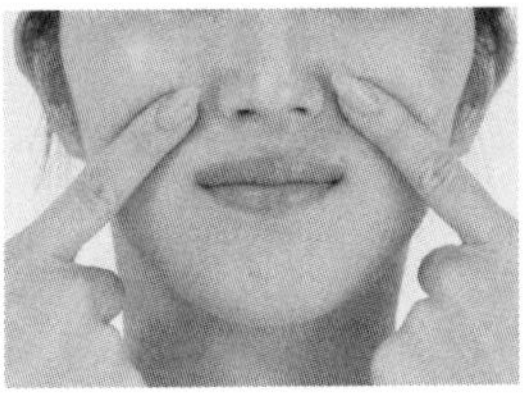

動画はこちら▶

B

ほうれい線を人差し指で押さえた場所を、内側から舌で押し上げます。ほうれい線を指と舌で挟むイメージです。（左右4カ所ゆっくり5往復）。

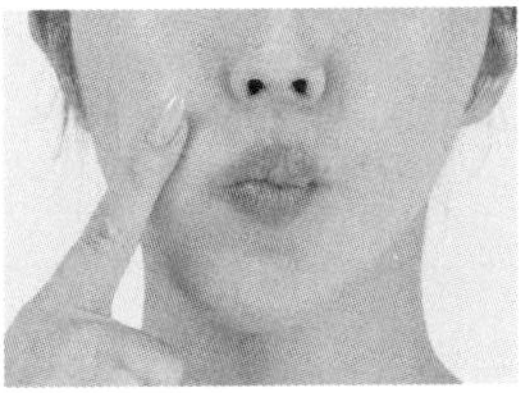

動画はこちら▶

ワンポイント

指の腹と舌でほうれい線を挟むことで、皮膚のたるみを改善させます。できるだけ奥まで舌を伸ばすことが大切です。

おまけトレーニング 4

耳たぶリリース

側頭筋、咬筋をリリースして、リフトアップ、顔面の血液とリンパの流れを促進させます。

A 左右の耳を親指と人差し指でつまみ、上、横、下に5秒ずつ思い切り引っ張ります。

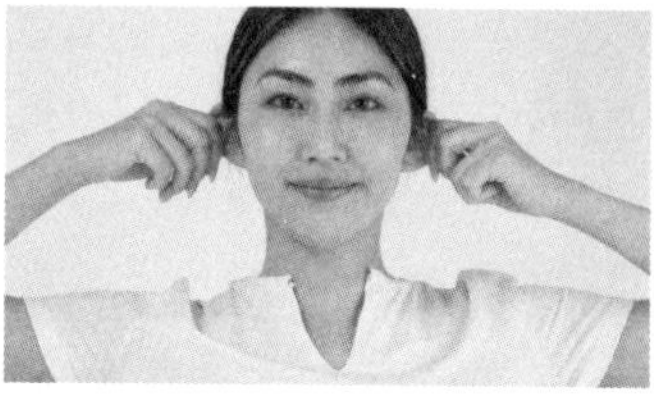

動画はこちら▶

B 左右の耳たぶを上下から挟み、縦方向につぶして前後に捻ります。ネジを回すようなイメージです（5秒×5回を3セット）。

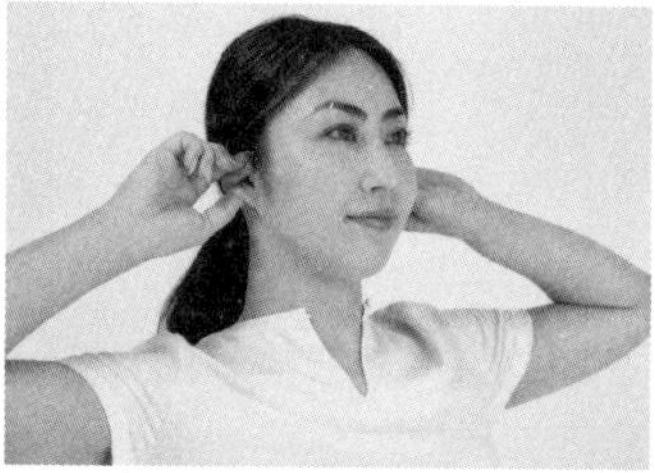

動画はこちら▶

C

側頭部を親指以外の4指でしっかり押さえ、耳たぶの付け根を親指でゆっくり押し上げ、耳の穴（外耳道）を塞ぎます。舌は上アゴにべったりくっつけましょう（ゆっくり5回を5セット）。

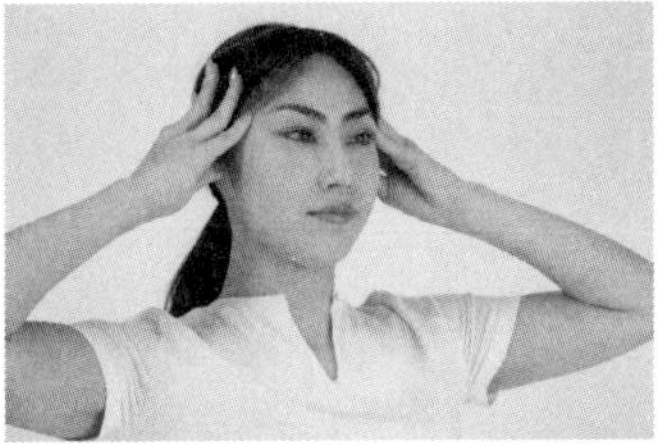

動画は
こちら▶

ワンポイント

耳の下の凹みには血流改善や美容効果のあるツボ（翳風《えいふう》）があります。この部分を意識して押し上げましょう。

老けた声から若々しい声へ

大きな声で滑舌良く話すと、若々しい印象になります。

ところが、肌や髪といった外見だけではなく、**声も歳を取り、加齢とともに若々しい印象は失われていきます**。

声は、年齢を感じさせるだけでなく、見た目の印象にも大きく影響しています。

メラビアンの法則（アメリカの心理学者アルバート・メラビアン氏によって提唱されたもの）によると、会話やコミュニケーション時に相手に与える影響は、視覚情報が55％、聴覚情報が38％、言語情報が7％という割合だとしています。

つまり、会話やコミュニケーションでは、聴覚情報と言語情報を合わせると45％もの影響力があるのです。

年齢とともに「老け声」になる原因は、一体どこにあるのでしょうか。

声は、のどの奥にある声帯という左右一対の粘膜を、肺が送り出す空気で振動させて発します。声帯は、弦楽器の弦のようなものです。

声帯は、ちょうど「のどぼとけ」の高さにあります。

老け声は、加齢とともに、**声帯を動かす筋肉（声筋《こえきん》）が衰えて声帯にたるみが生じるために起こります**。発声するときに声帯はピタッと閉じますが、声帯がたるむと少し隙間が開きます。舌力が低下すると、落ち舌に連動して声帯の位置も下がり、さらに隙間が開くようになります。それにより、漏れたようなハリのない枯れた老け声になるのです。

舌ストレッチを毎日しっかり行うと、舌骨やのどぼとけも上がるため、声帯のたるみは改善され、以前のような若々しい声を取り戻すことができます。

そして舌ストレッチは滑舌にも大きな効果を発揮します。テレビでニュースを伝えるアナウンサーたちの声がはっきりと心地よく聞こえるのは、口をしっかり開いて舌を滑らかに動かしているからです。正しい滑舌で大切なことは、どの音を発声するときも舌を意識して、舌の両側を奥まで上げ、真ん中に空気の通り道をつくること。

舌力が上がれば、舌先の動きも良くなり、表情筋も鍛えられるので、速く話すと噛む、呂律が回らないといったことも少なくなります。

次ページにクリニックで行っている、**声を響かせ滑舌をよくする「おまけトレーニング5（かわべ式ペットボトルマイク法）」**をご紹介します。


老け声が気になる人は、思わぬ転倒にも気をつけてください。

ヒトは思わず力む瞬間、声帯を閉じて肺から空気が漏れ出ないように、体幹全体をパックして大きな力を出せるようにしています。アスリートが、最大のパワーを出す直前、大きな声を出して声帯を閉じているのはそのためです。

ところが、声筋が衰えて声帯がたるみ、気道をクローズできなくなると、体幹が不安定となり、イザというときに力めなくなりがち。足元がふらつき、転びそうになっても踏み止まれなくなりますから、転倒につながる恐れがあるのです。

おまけトレーニング 5

ペットボトルマイク

のどを開いて声を響かせ、滑舌を改善します。
同時に、口輪筋などの表情筋も鍛えられます。

動画は
こちら ▶

1 空の500mℓペットボトルのキャップを外し、飲み口を歯で噛んでくわえます。

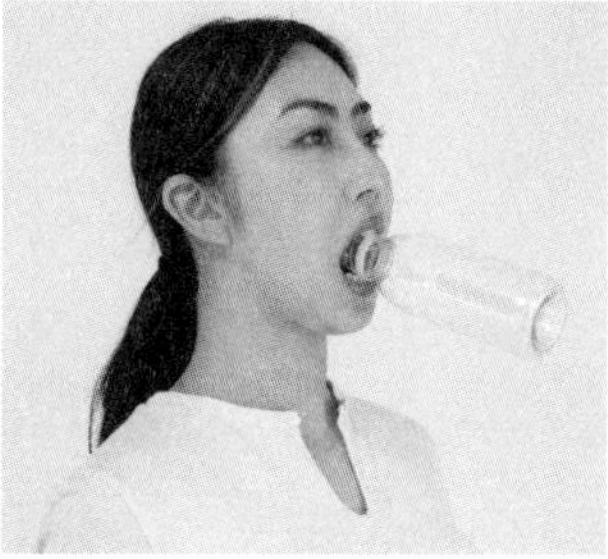

2 舌をもっとも大きく動かして、「ラリルレロラロ」を繰り返し発音します（できるだけはっきり早く5回5セット）。

ワンポイント

発声をスマホなどで録音し、2週間ほど経ってから比べてみると、より大きな声で溌剌と発声できていることを自覚できるでしょう。この状態で新聞などの文章を声に出して早口で読むのも良いトレーニングになります。

噛み合わせや歯並び、顔貌《かおかたち》もかわる

舌力は、噛み合わせや歯並び、顔つきにも深く関係しています。乳幼児期の成長過程において、舌でしっかり上アゴを押していないと、上アゴの骨が広がらないため、**歯列弓（アゴの横幅）が狭くなります**。6歳頃までに、前歯（切歯《せっし》）が生える土台となる「切歯骨」が閉じてしまうため、それまでが勝負。永久歯も同じ切歯骨から生えてくるため、永久歯の歯並びに支障が生じます。

狭いアゴに永久歯が無理に生えてくると、チャガチャの歯並び（叢生《そうせい》）が起こります。

平成28年の厚生労働省『歯科疾患実

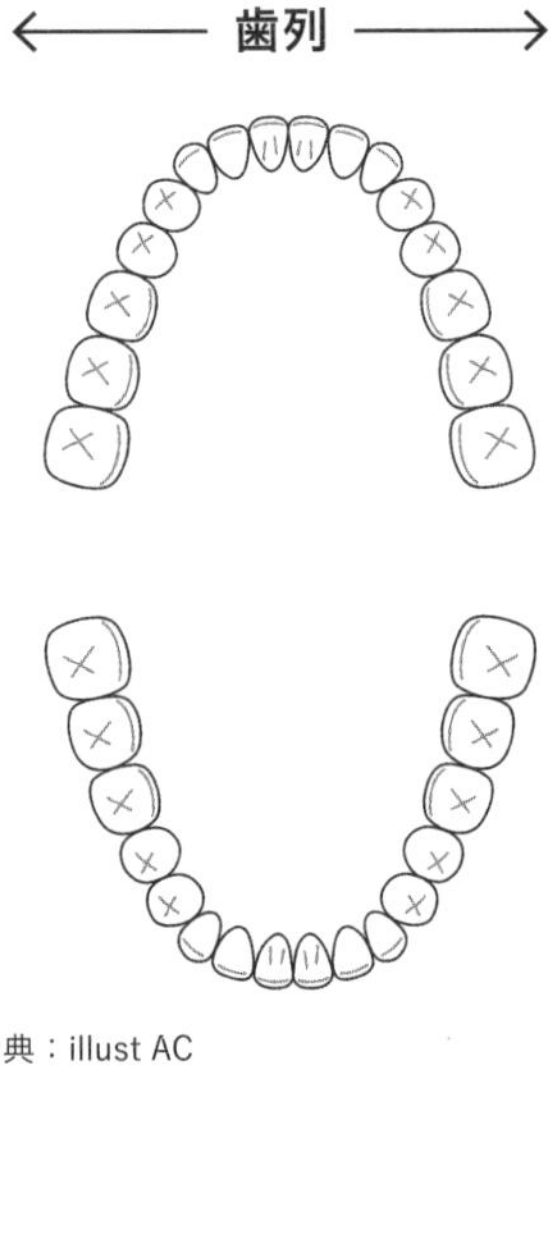

出典：illust AC

態調査』では、叢生のある人の割合は26・4%にのぼるという結果が出ています。叢生があると、歯と歯ぐきを清潔に保ちにくいため、虫歯や歯周病に罹りやすくなります。さらに舌が歯を押す悪いクセがつき、すきっ歯（空隙歯列《くうげき》）や受け口（反対咬合）の原因にもなります。顔つきはアデノイド顔貌《がんぼう》（下方目線、ポカン口）となり重力に負けたようなアゴや鼻の下方成長が見られます。

子どもだけではありません。大人でも、落ち舌が慢性化すると、年齢とともに歯列弓が狭くなり歯並びが悪化しやすくなります。

さらに、**噛み合わせが悪くなり、奥歯で噛むときにアゴをずらさなければ噛むことができないと、食いしばりや顎関節症《がくかんせつしょう》、片頭痛を引き起こす原因にもなります。**

顔貌にも変化が起こり、舌の落ち込みとともにアゴの皮膚が垂れて二重アゴとなり、首が短くなり首すじのシワも目立つ「老け顔」となるのです。

舌力を上げて歪みをリセットすれば、全身の不調も緩和されます

姿勢を保つカラダの大黒柱といえば、体幹を貫く背骨。背骨は、真横から見ると緩やかなS字カーブを描いています。これを「生理的彎曲」といい、クッションの機能で重力の負担を分散しています。舌を含むインナーマッスルには、このS字カーブを正しく保つ働きがあります。舌力が低下して重い頭の位置がズレると、インナーマッスルの筋力バランスに悪影響が及び、S字カーブが乱れ不良姿勢となり、首や肩のこり、腰痛、ひざ痛などが起こります。

また、不良姿勢で胸椎が丸まると、胸が圧迫されてしまい、胸椎などがつくる胸郭の底を支える横隔膜の動きが悪くなります。すると呼吸が浅くなり、全身に必要な酸素を届けられないため、冷えやむくみ、疲れやすさなどの原因となります。

さらに、パソコンやスマホを操作し続ける現代人には、頸椎《けいつい》、胸椎《きょうつい》、腰椎《ようつい》のS字カーブが強い「猫背」や、S字カーブがストレートに近くなる「平背《へいはい》」の人が増えています。

猫背でも平背でも、骨盤底筋が緩み、内臓が正しいポジションから下がる「内臓下垂《かすい》」が起こりやすくなります。 痩せているのに、お腹がポッコリ出ている人は、内臓下垂の恐れアリ。お腹をポッコリさせている正体は、無駄な体脂肪ではなく、内臓なのです。

内臓下垂になると消化器の働きが落ち、食欲不振や便秘といった

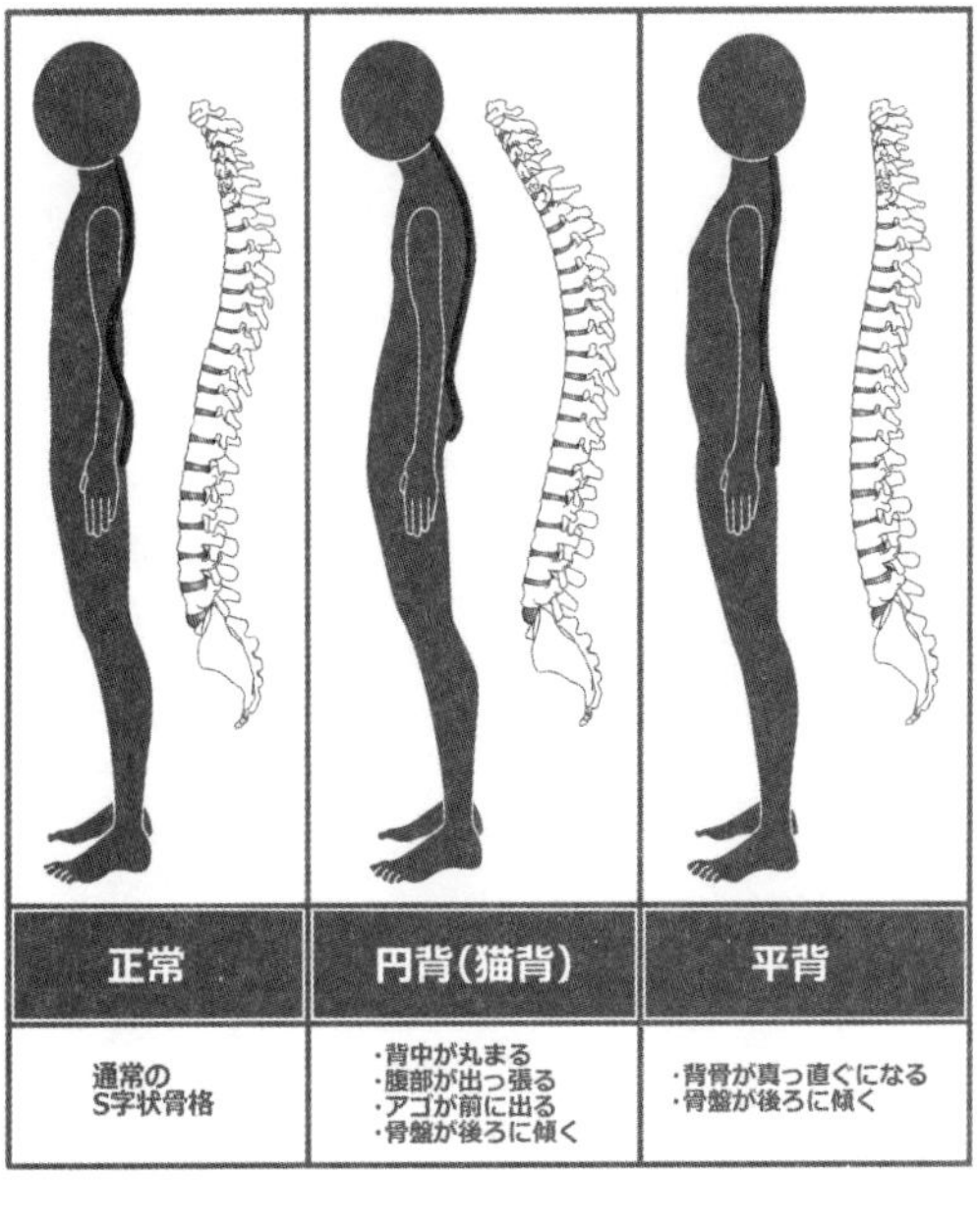

正常
通常のS字状骨格
円背（猫背）
・背中が丸まる
・腹部が出っ張る
・アゴが前に出る
・骨盤が後ろに傾く
平背
・背骨が真っ直ぐになる
・骨盤が後ろに傾く

症状が起こることがあります。下垂した内臓に子宮や膀胱が押しつぶされると、女性では生理不順や生理痛、月経前症候群（ＰＭＳ）といった**婦人科系の不調、あるいは尿漏れ**に悩まされることもあります。舌ストレッチで舌力を上げて、いつも姿勢を意識することで、このようなカラダの不調は少しずつ改善されていくでしょう。

舌を整えれば、若々しく美しい立ち姿勢になります

立つ、座る、歩く……。どんなときでも、正しく美しい姿勢でいたいもの。正しい姿勢とは、カラダの負担がもっとも少なく効率的。その〝機能美〟を私たちは無意識に「美しい」と感じるのです。

そして若々しく美しい姿勢と舌には、深い関わりがあります。

なぜなら、前述したように**舌の筋肉は、姿勢を保持するインナーマッスルでトップに位置している**からです。

頭は体重の10％ほどの重さがあり、カラダのてっぺんにダンベルをのせているようなものですが、舌は下から頭を支える働きをしつつ、頭の傾きに合わせてバランスを取るように下アゴとともに、微妙に動いています（36ページ）。たとえば少し頭を前に動かせば舌は前方に出て、後ろに動かせば後方に行くことが体感できます。

舌ストレッチで舌力を上げて、舌を上アゴにつけるように意識すると、**頭が安定し、美しい立ち姿勢が定まってきます**。

美しい立ち姿勢をつくるポイントは、次の４つです。

❶アゴを軽く引き、舌を上アゴにつける
❷かかとを紙１枚分浮かす前傾をイメージする
❸丹田（へそから指４本分下の奥）を意識する
❹視線を正面に向ける

日本人はもともと農耕民族で屈筋（関節を曲げる筋肉）が発達しており、骨盤が後傾し猫背になりやすい民族です。これらのポイントを意識することで、骨盤が立ち、背筋が伸び、誰からも羨ましがられる**若々しく美しい立ち姿勢**となります。

座り方、歩き方にも注意が求められます

昔から床に座る文化があったため、日本人は世界でもっとも座っている時間が長いとされています。座る時間が長くなると、お尻は下がって扁平となり、骨盤底筋が緩み、骨盤が後ろに倒れ、猫背になってしまいます。さらに、下半身の筋肉が衰えたり、血流が悪くなったりするため、全身に

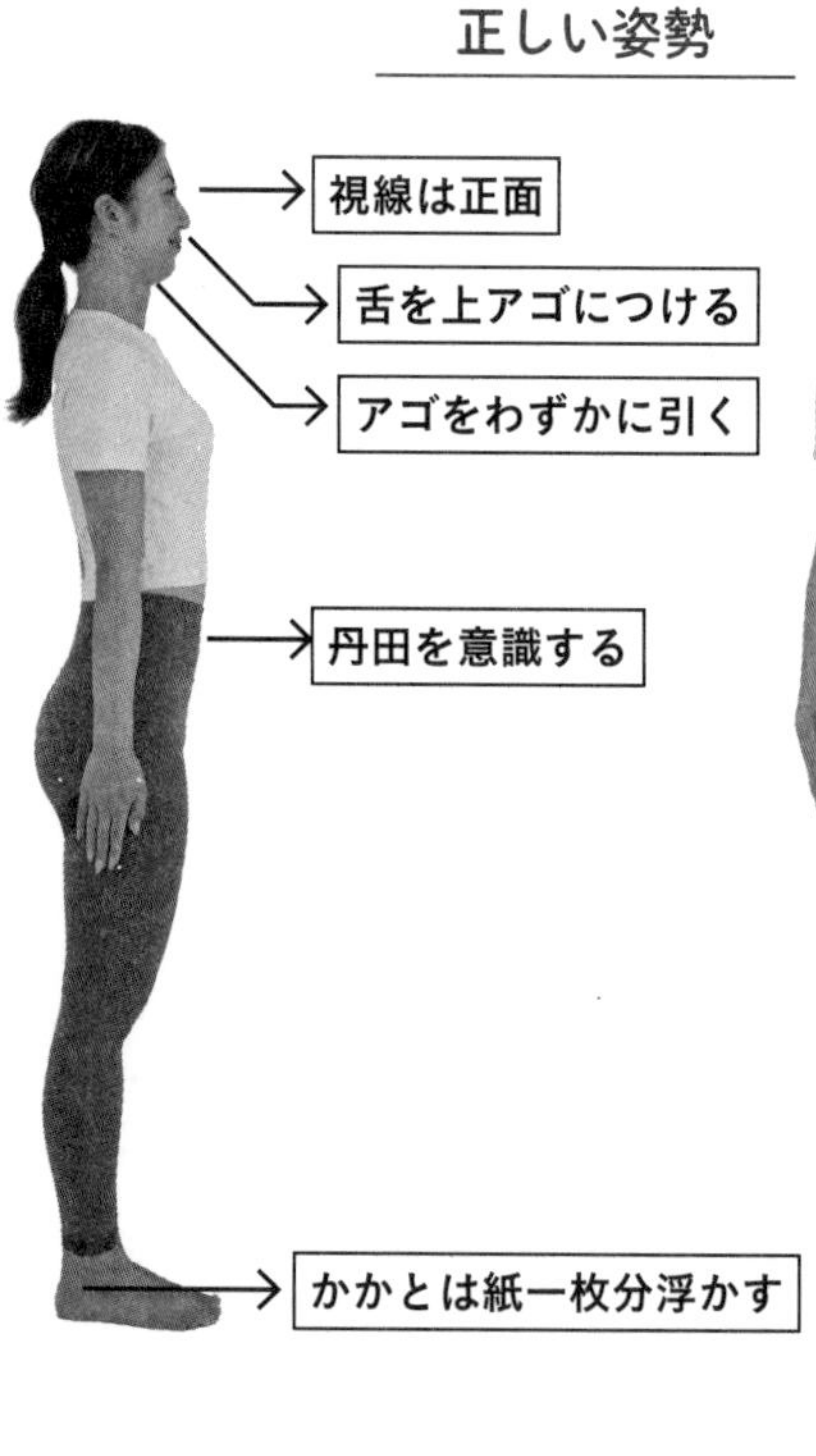

正しい姿勢
視線は正面
舌を上アゴにつける
アゴをわずかに引く
丹田を意識する
かかとは紙一枚分浮かす

悪影響が及びます。

２０１２年のシドニー大学の研究では、座っている時間が１日11時間以上になると、１日４時間未満の人に比べて死亡率が40％上がるというデータもあります。

正しく座るポイントは立っているときと同じように**舌を上アゴにつけて、坐骨（お尻の骨）で床や座面に座るように心がけ、骨盤の前傾をつねに意識**することです。


歩くときの姿勢にも気をつけましょう。

西欧人の多くは骨盤を前傾させて、ひざを曲げずに脚をまっすぐ前へ出して颯爽と歩いています。それに対して日本人の大半は骨盤が後傾し、ひざが曲がり、脚を投げ出して猫背でトボトボと歩く感じになりがち。

エネルギー溢れる出《い》で立ちで歩くには、**日頃からお尻を引き上げ、前述したように上半身を軽く前傾させる意識をもつこと**。舌を上アゴにつけて、紙１枚分かかとが浮いている気持ちで歩き出すと、脚がスムーズにまっすぐ出やすくなります。また、普段より５cmほど大股で歩くよう気をつけていると、骨盤がより前傾してヒップアップし、デニムのボトムが似合うようになります。

姿勢を改善するトレーニング

クリニックでは、舌力が落ち、口呼吸やよだれ、歯列不正のある子どもたちには、**ストレッチボード**でのトレーニングを推奨しています。

ストレッチボードとは、傾斜がついた板の上に乗るだけで、ふくらはぎの筋肉がストレッチされる器具。子どもだけではなく、大人でも十分な効果があります。「ストレッチボード」で検索すると、いろいろな商品がヒットしますが、私の個人的なおすすめは、「マルケンバンバンバン®」です。

ストレッチボードを使うと、**ふくらはぎと内腿《うちもも》の筋肉が鍛えられて、前方重心を体得できます**。すると、日本人にとって理想的な姿勢に近づき、ふくらはぎの長腓《ちょうひ》骨筋や後脛骨筋《こうけいこつきん》、内腿の短内転筋《たんないてんきん》が働くようになります。さらに、背骨の自然なS字カーブが整い、下アゴが引け、鼻呼吸や嚥下をしやすくなります。

トレーニングのタイミングは**筋肉が温まって柔らかくなったお風呂上がりがおすすめ**。筋肉は温まるほど柔らかくなり、よりストレッチしやすくなるからです。

最初は足がつりそうになるトレーニングですが、老若男女すべての世代の健康につながりますので、家族みんなで取り組むと良いでしょう。

口呼吸から鼻呼吸へスイッチするため、子どもには口テープを着けて行うとより効果があります。

ストレッチボードの使い方

傾斜がついた板の上に乗るだけで、
ふくらはぎの筋肉がストレッチされます。

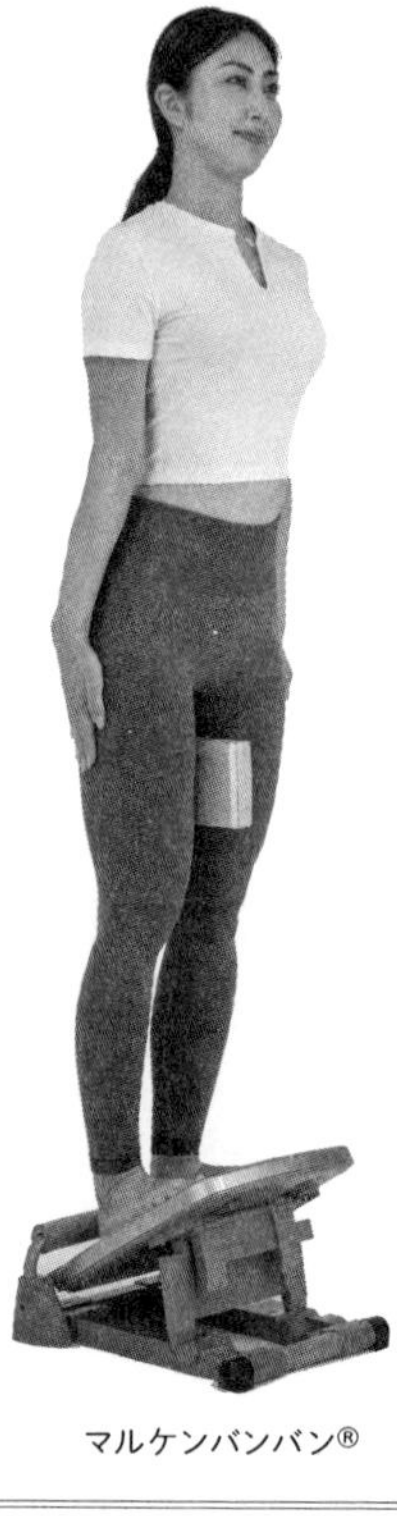
マルケンバンバン®

1 両足を平行にしてボード上にまっすぐ立ち、舌を上アゴにつけて鼻呼吸を行います。

2 最初は角度15°から始め、3分間立ち続けます。

3 ②ができるようになったら、少しずつ角度を上げます。最終的には角度30°で3分間、鼻呼吸を続けることを目標にしてください。さらに負荷をかけたい場合は雑誌を大腿に挟んで行います。

ワンポイント

角度30°以上でボード上にまっすぐ立てるようになったら、前方重心が身につき、鼻呼吸しやすい骨格に矯正されていきます。

おわりに～あなたに少しでもいい明日を

これまでの医療は、薬や治療で病気を治す対症療法がメインであり、根本原因の追究にまでは、なかなか目が向いていませんでした。

おかげで、気がつくと日本は長寿健康国ではなく、健康寿命が短い「寝たきり病気大国」になりつつあります。

近年になり、ようやく日本でも病気になってから治すのではなく、「どうすれば病気にならないカラダをつくれるのか?」といった予防を考える方向に、医療業界も舵を切りつつあります。

遺伝性のものを除けば、環境、食事、運動、ストレスなど日常の生活習慣が、病気の多くの原因をつくっています。

だからこそ、健康寿命を延ばしたいと思うなら、これまでの生活習慣を再点検してみることが必須です。そのときに力を発揮するのが「舌」。舌こそ、健康で長生きしたい人の未来を明るく照らしてくれると私は信じています。

私の舌への思いは日頃から非常に強いものがあります。先日は、屋根を再建中の薬師寺に足を運び、般若心経の中の一文字「舌」を瓦に墨で丁寧に書いて寄進してきました。この行為は私の心の中で深い意味を持っています。私は、一人でも多くの方々に、日頃見過ごされている舌に目を向けて、心もカラダもベストな状態を保ってほしい、その一心でこの本を書き記しました。

毎日できるカンタンな「舌ストレッチ」、さっそく今日から始めてみませんか。舌力がアップし舌が滑らかに動くようになれば、何でも美味しく食べられます。大きな声で笑い、歌い、楽しいおしゃべりができ、人生が楽しくなります。顔の表情が変わり、美しく若返ります。姿勢がよくなり立ち居振る舞いも変わってきます。呼吸がよくなり、酸素も栄養もカラダの隅々にまで行き渡り、内側からカラダが蘇ってきます。

心とカラダが本来の輝きを取り戻せたら、インナーワード（心の声）として「ありがとう」「感謝」「絶好調」「大好き」といったプラスの言葉が生まれ、声に発することができるようになるでしょう。あなたの今日は昨日よりもちょっぴり良くなり、明日は今日よりもきっと良くなるはずです。まずは毎日鏡で舌をチェックしながら、笑顔あふれた素敵な未来を想像してください。舌を動かせばあなたの未来は変わります。

最後に、貴重な資料をご提供、ご指導いただいた未来歯科院長の川邉研次先生に深くお礼申し上げます。川邉研次先生は、子どもの発達を支援し明るい未来をつくるための活動を実践されており（未来歯科アカデミーのサイトをご覧ください）、私が耳鼻咽喉科医の立場で執筆するにあたり多大なご協力をいただきましたこと、感謝の念に堪えません。

また、「舌こそ最強の臓器」であると気づかせていただき、日々私を育ててくださる多くの患者さま方にも深く感謝申し上げます。最後までお読みいただきありがとうございました。

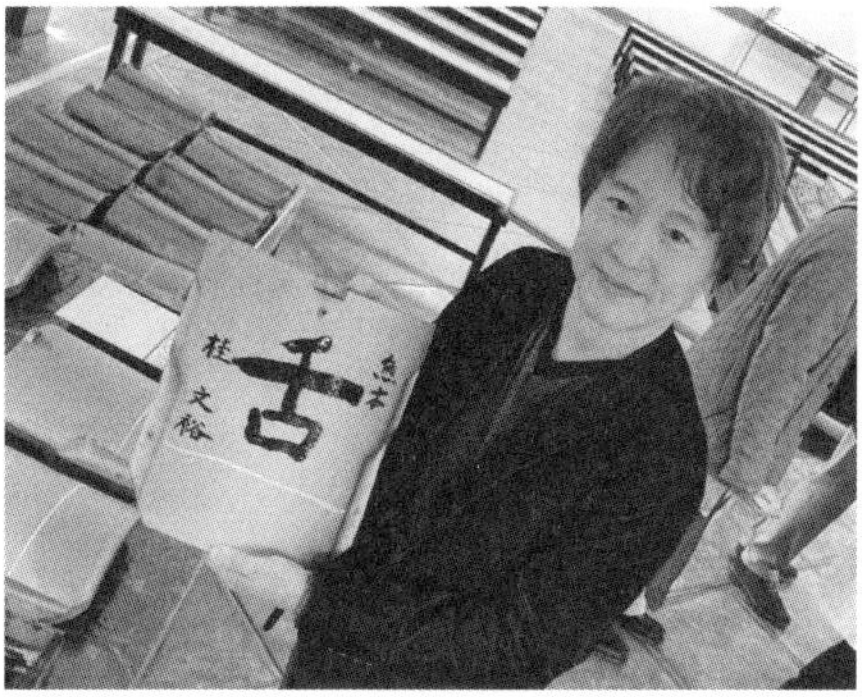

【著者紹介】

桂　文裕（かつら・ふみひろ）

◉——医療法人秀康会ましきクリニック院長。医学博士/日本耳鼻咽喉科学会専門医/上益城郡医師会理事。

◉——1964年、熊本生まれ。熊本大学医学部を卒業し耳鼻咽喉アレルギー科を専攻。大学病院時代は頭頸部がん治療に従事し、がん手術や最先端の免疫治療を行い治療成績の向上に貢献。舌との関わりは深く「舌がんに対するリンパ球免疫療法」のテーマで医学博士を取得。

◉——2003年、熊本県益城町に「ましきクリニック」を開設。2016年に起きた熊本地震によって甚大な被害を受けたが、復興活動や避難住民の健康管理に携わり、「病気にならない町づくり」が自分の使命と確信。イベントや健康セミナーを定期的に開催し、町を元気にする活動を続ける。耳鼻咽喉科専門医として舌を診た患者数はのべ数十万人に及び「舌博士」としてマスコミにも出演多数。著書に、『12人の医院経営ケースファイル』（共著、中外医学社）、『健康医学』（共著、フローラル出版）がある。

【監修者紹介】

川邉研次（かわべ・けんじ）

◉——未来歯科 院長

舌《した》こそ最強《さいきょう》の臓器《ぞうき》

2023年12月18日　　第1刷発行

著　者——桂　文裕
発行者——齊藤　龍男
発行所——株式会社かんき出版
東京都千代田区麹町4-1-4 西脇ビル　〒102-0083
電話　営業部：03(3262)8011㈹　編集部：03(3262)8012㈹
FAX　03(3234)4421　振替　00100-2-62304
https://kanki-pub.co.jp/

印刷所——ベクトル印刷株式会社

　ISBN978-4-7612-7707-9 C0030